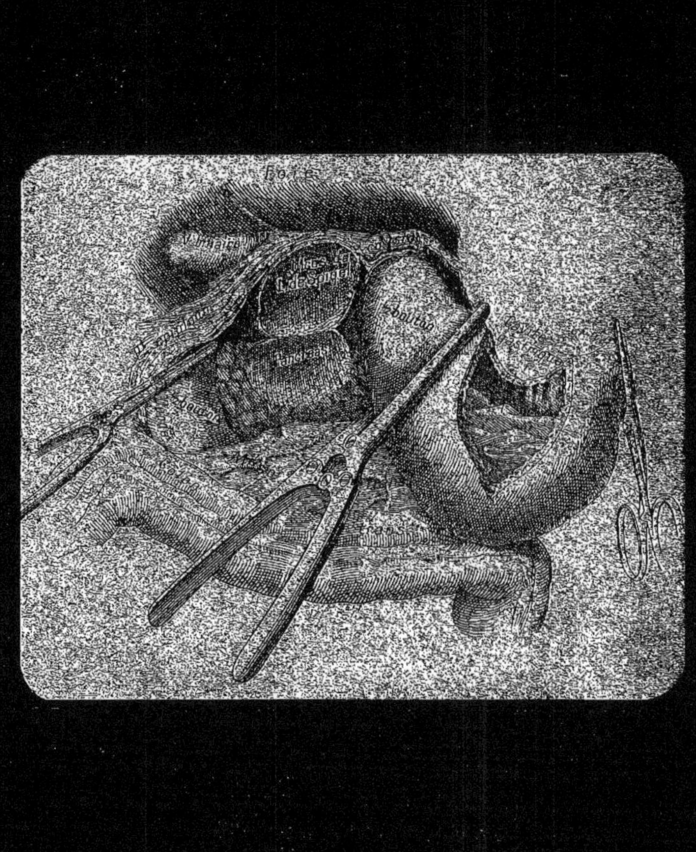

TRAITEMENT CHIRURGICAL ═ DES AFFECTIONS

DE

L'ESTOMAC

PAR

VICTOR PAUCHET

PROFESSEUR A L'ÉCOLE DE MÉDECINE D'AMIENS

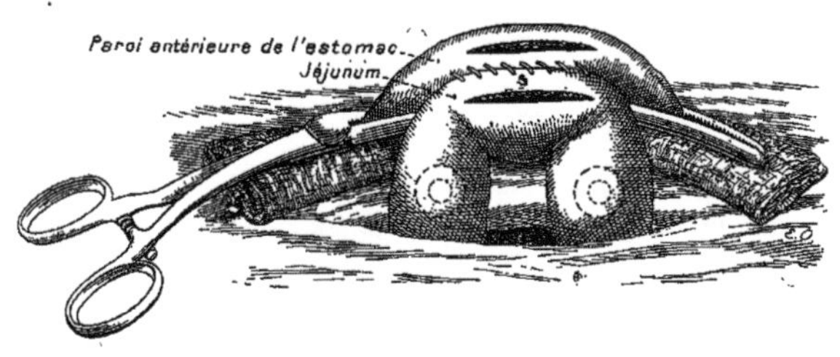

ÉDITION 1919

AVEC ATLAS DE 90 FIGURES
DANS LE TEXTE

ÉDITIONS MÉDICALES
27, RUE DESRENAUDES
PARIS (17°)

SOMMAIRE DE L'ATLAS

(90 figures)

SOMMAIRE DU TEXTE

AFFECTIONS CHIRURGICALES
DE
L'ESTOMAC [1] =

RÉSUMÉ CLINIQUE — QUELQUES DÉTAILS TECHNIQUES

Sur dix malades qui consultent pour des troubles gastriques chroniques, il y en a peut-être un seul qui présente une lésion d'estomac. Cette lésion est un ulcus ou un cancer ; les neuf autres sont atteints de dyspepsie réflexe. Les troubles dyspeptiques sont alors dûs soit à **la lésion d'un organe abdominal** autre que l'estomac, soit **à un trouble de santé générale.** Les lésions d'organes abdominaux qui provoquent des phénomènes gastropathiques réflexes sont habituellement l'appendicite chronique (jeunes sujets), la cholécystite, la gastro-coloptose, les coudures de Lane, la colite chronique, les tumeurs intestinales, la torsion des annexes utérines, l'uronéphrose, la pancréatite, etc.

Les troubles de santé générale qui produisent les phénomènes pseudo-gastropathiques sont : les intoxications chroniques (alcool, plomb, tabac, mauvaise alimentation, acidose), les insuffisances cardiaque, hépatique, rénale, certaines affections nerveuses (hystérie, neurasthénie, tabès), la tuberculose pulmonaire, etc.

Toute maladie est une échéance et non un accident. — Elle relève d'un ensemble de troubles nutritifs qui peuvent occasionner des états morbides surajoutés à la lésion principale qui attire l'attention. L'ulcus gastrique peut ainsi s'accompagner d'appendicite, de cholécystite, de gastro-coloptose, de coudures de Lane, de névropathie ; cette superposition de plusieurs états pathologiques égare souvent le diagnostic et nécessite l'examen clinique approfondi, non seulement de l'appareil digestif, mais aussi de **tous les appareils.** Commençons donc par examiner le thorax, le système nerveux, les urines, le sang, puis recherchons la possibilité d'une des lésions suivantes : cholécystite, appendicite, gastro-coloptose, névroses gastriques ; puis examinons l'estomac complètement, par la clinique, le tubage, les rayons X, les recherches coprologiques, etc., tâchons d'identifier l'ulcus duodénal et de le séparer de l'ulcus gastrique ou du cancer gastrique. En cas de doute, l'incision exploratrice sous anesthésie locale s'impose, mais le plus souvent, l'examen clinique combiné aux divers procédés ci-dessus énumérés permettent de poser un diagnostic quasi certain et évite des laparotomies exploratrices.

Les lésions les plus communes sur cette portion du tube digestif sont donc : l'**Ulcus Duodénal,** l'**Ulcus Gastrique** et le **Cancer Gastrique.**

---

[1] Nous publierons sur ce sujet un ouvrage plus important. Celui-ci est la réunion d'articles publiés antérieurement. Cependant la plupart des figures sont inédites et dessinées d'après nature. Celles-ci sont indépendantes du texte.

GASTRECTOMIE POUR CANCER GASTRIQUE

VAISSEAUX ET GANGLIONS DE L'ESTOMAC

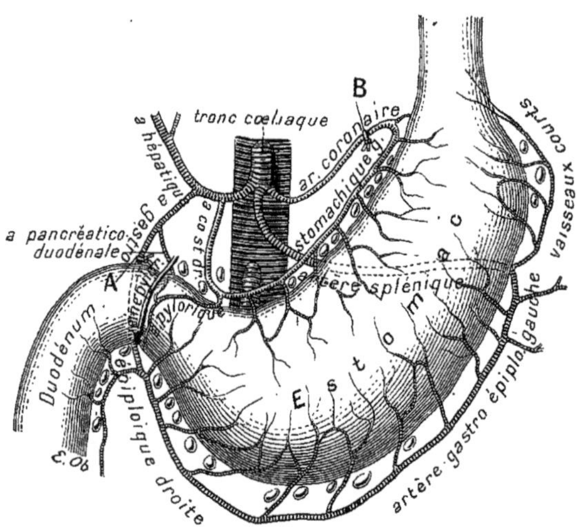

Fig. 1. — **Groupes ganglionnaires de l'estomac.** —
La coronaire stomachique sera liée, puis coupée près
du tronc cœliaque ; l'autre bout sera arraché avec le
plat du bistouri pour être séparé de la petite courbure ;
elle entraînera avec elle les ganglions et la séreuse
gastrique jusqu'au point où portera la section gastrique. Les ganglions juxta-pyloriques, ceux de la
grande courbure et de la petite courbure, doivent
être supprimés d'un bloc avec l'estomac cancéreux,
En cas d'ulcère, les ganglions doivent être laissés.

L'ULCUS DUODÉNAL se traduit par :

a) des signes d'**hyperchlorhydrie** chronique récidivante ;

b) l'apparition d'une **douleur trois ou
quatre heures après les repas ;**

c) la **disparition de cette douleur** sous
l'influence de la nourriture ou de la potion
bismuthée ;

d) la **périodicité des phénomènes
pénibles** qui se montrent sous forme de
crises de plusieurs jours, ou plusieurs
semaines et sont suivies de répits plus ou
moins longs.

L'ULCUS GASTRIQUE, surtout s'il
siège près du pylore, s'accompagne de phénomènes qui rappellent ceux de l'ulcus
duédonal :

a) Hyperchlorhydrie chronique ;

b) Soulagement par le bismuth ;

c) Intermittence des crises.

Toutefois, il existe quelques nuances
entre les deux symptômes : la douleur de
l'ulcus duodénal apparaît tard, trois à cinq
heures après les repas, elle est soulagée par
la nourriture ; celle de l'ulcus gastrique est
souvent augmentée par elle et quand elle
est soulagée, elle ne s'exagère pas par le
jeûne comme celle de l'ulcus duodénal
(hunger-pain) ; les périodes de rémissions
sont moins nettes dans l'ulcus gastrique qui
occasionne presque toujours des douleurs
ou des troubles. Dans l'ulcus gastrique, les
irradiations douloureuses se portent vers le
dos et les côtes gauches, les vomissements
alimentaires, les hématémèses ou mélœnas

sont plus fréquents, bien que les hémorragies par ulcus gastriques n'existent que dans 13 % des cas.

Il ne faut pas croire, en effet, que dans la pratique on rencontre souvent le **syndrome classique** de l'ulcus : vomissements, douleurs, hémorragies; ces signes ont une grande valeur quand ils existent, mais il faut pouvoir s'en passer pour poser le diagnostic ; souvent le syndrome d'hyperchlorhydrie seul existe.

En l'espace de huit jours, je viens d'observer les trois cas suivants :

a) Homme de cinquante ans, considéré toute sa vie comme dyspeptique, menait sa vie habituelle ; il est pris brusquement d'accidents abdominaux qualifiés d'occlusion intestinale. Laparotomie. Perforation du duodénum. Lait caillé dans le péritoine.

b) Homme de quarante-huit ans, souffrait depuis dix ans d'hyperchlorhydrie, tous les mois, environ pendant huit jours. Se croit guéri par des cachets alcalins. Hémorragie abondante. Méléena. Mort en dix heures.

c) Soldat de trente-cinq ans. Cas typique au point de vue clinique ; douleurs tardives, faim douloureuse, hyperacidité. Deux radiologues l'examinent et trouvent des contractions exagérées de l'estomac ; ils déclarent au sujet « qu'il n'a rien ». La laparatomie montre un ulcus duodénal large comme une pièce de un franc. Que leur faut-il ? Comptent-ils sur une niche du duodénum comme ceux qui attendent, pour poser le diagnostic de cancer d'estomac, que le patient ait le teint jaune paille et une tumeur épigastrique?

Le **CANCER GASTRIQUE** est souvent soupçonné parce que le dyspeptique

GASTRECTOMIE POUR CANCER

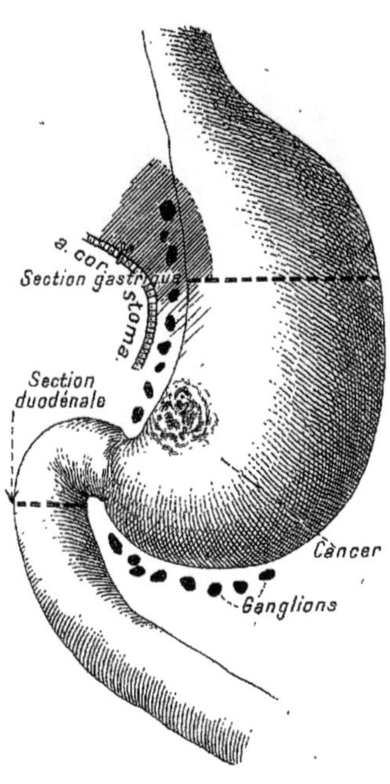

Fig. 2. — **Les ganglions qu'il faut enlever en cas de cancer.** — Le cancer s'est développé sur un ancien ulcus de la petite courbure. La section gastrique porte plus bas que les ganglions élevés de la petite courbure ; ceux-ci seront amenés par le décollement de la séreuse (en grisaille) et des vaisseaux avec le plat du bistouri. Le dépouillement ganglionnaire se fera jusqu'au niveau du pointillé ou l'estomac sera coupé en travers.

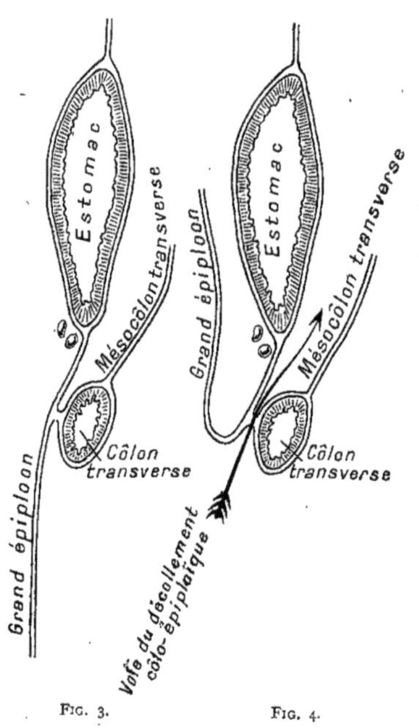

Fig. 3. — **Schéma montrant une coupe frontale de l'estomac, du colon transverse, du meso-colon transverse et du grand épiploon.** — Pour expliquer le décollement colo-épiploïque nécessaire à l'exploration de la face postérieure de l'estomac.

Fig. 4. — **Décollement colo-épiploïque.** — Plan de clivage anatomique (Lardennois et Ockynzic). Il permet d'aborder directement la face postérieure de l'estomac, sans ouverture vasculaire.

maigrit et perd ses forces dans des proportions supérieures à celles que la réduction alimentaire peut expliquer. La radiologie confirme souvent le diagnostic.

Le cancer est primitif ou secondaire : s'il est secondaire, il est greffé sur un vieil ulcus (75 % des cas). Il se peut que le malade accuse, dans son passé, des hématémèses, des douleurs ou des vomissements : le. plus souvent, il déclare qu'il n'a jamais été malade et ne souffre de l'estomac que de temps en temps « comme beaucoup de monde » ; il s'agit d'un vieil hyperchlorhydrique, c'est-à-dire d'un porteur d'ulcus gastrique datant de quinze ou vingt ans.

Si le chirurgien opère ce malade et examine la pièce enlevée pas gastrectomie, il trouve presque toujours la lésion développée sur un ulcère calleux. L'ulcus est donc souvent bien toléré et n'empêche pas de mener une vie presque normale.

DIAGNOSTIC DIFFÉRENTIEL DE L'ULCUS GASTRIQUE.

APPENDICITE CHRONIQUE.

L'appendicite chronique s'accompagne souvent de nausées, vomissements ; il faut y penser chez les sujets jeunes, enfants, adolescents. Palper la région de l'appendice, rechercher le point para-ombilical (Walther).

CHOLÉCYSTITE.

La fréquence de la calculose biliaire est extrême ; ne pas compter, pour faire le diagnostic, sur la jaunisse ; celle-ci fait défaut dans la majorité des cas. Il faut poser le diagnostic à l'aide de signes moins nets; douleurs gastriques survenant une ou deux heures après les repas, sensibilité à la pression dans la région vésiculaire, nausées, vomissements. Dans la cholécystite, comme dans l'appendicite, la douleur n'est pas modifiée par les aliments, ces affections n'offrent pas un syndrome régulier, comme celui de l'ulcus gastrique et surtout duodénal; le malade souffre un jour et cesse de souffrir le lendemain, sans transition.

NÉVROSE GASTRIQUE.

Généralement, le sujet est en même temps un gastrocoloptosique; cet abaissement de l'estomac existe chez 20 % des hommes et chez 50 % des femmes qui se plaignent de troubles abdominaux : pesanteur, douleur cardialgique immédiatement après les repas, ces douleurs s'accentuent par la station debout. Si le chirurgien pose le diagnostic d'ulcus duodénal et s'il fait une gastro-entérostomie chez un névropathe ou un ptosique sans ulcus visible et tangible, il n'obtiendra d'autre résultat que d'augmenter les troubles.

Se méfier pendant l'interrogatoire du gastropathe dont le récit est empreint d'exagération : « il trouve son état lamentable, il préfère mourir que de rester ainsi », il attire l'attention du médecin sur sa langue chargée, son haleine fétide ; sans doute ce même malade peut être névropathe, gastrocoloptosique et porter un ulcus ou un cancer gastrique. Mais alors il ajoute : « je suis très nerveux, j'en conviens, je souffre de l'estomac depuis dix ans, mais il y a une cause d'aggravation dans mon état ».

EXPLORATION DE LA FACE POSTÉRIEURE
DE L'ESTOMAC ET DU DUODÉNUM

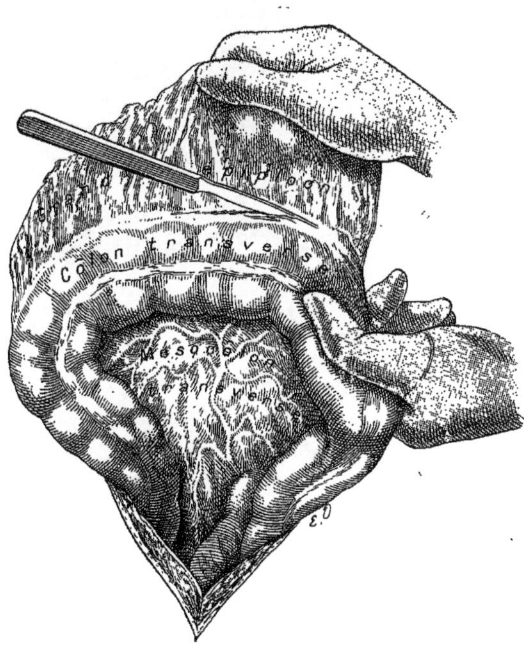

FIG. 5. — **Technique du décollement colo-épiploïque.** (Lardennois). — Pour explorer la face postérieure de l'estomac, il faut ouvrir l'arrière cavité des épiploons ; séparer le grand épiploon d'avec le colon transverse. Attaquer le plus loin possible vers la gauche.

EXPLORATION DE L'ESTOMAC

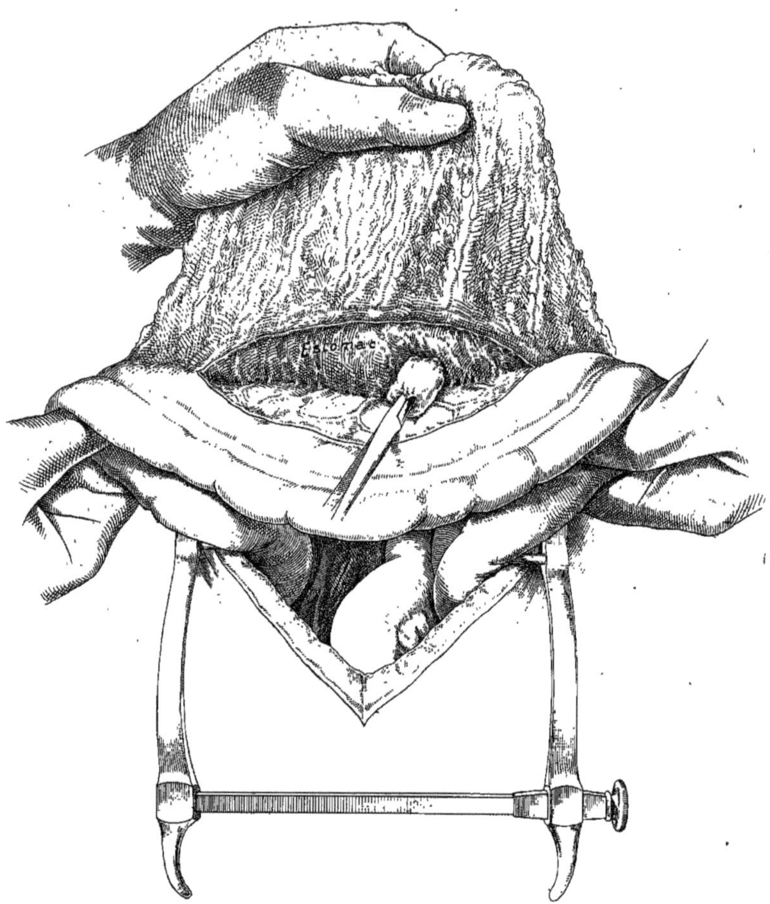

Fig. 6. — **Décollement colo-épiploïque.** — Le tampon aide à la séparation du grand épiploon qui reste inserré à l'estomac et se sépare du méso-colon transverse.

COUDURES DE LANE.

Le radiologue qui a examiné l'estomac ne devra pas se contenter de l'exploration gastrique, mais examiner ensuite l'intestin et surtout la fin de l'iléon ; souvent une coudure iléale existe et provoque des phénomènes réflexes du côté de l'estomac ; d'ailleurs, il y a souvent coïncidence entre un ulcus et une coudure de Lane. Au cours de l'opération pour ulcus, il est bon d'explorer **tout le ventre**, porter la main vers la fosse iliaque droite et rechercher s'il existe une coudure de l'iléon.

TROUBLES DE SANTÉ GÉNÉRALE.

Après avoir éliminé le diagnostic d'appendicite, de cholécystite, de gastro-coloptose, de névrose gastrique, d'ulcus, de cancer, de coudure de Lane, le clinicien recherchera s'il ne s'agit pas d'un état gastropathique dû aux troubles de la santé générale : insuffisance rénale, cardiaque, hépatique, intoxication chronique par l'alcool, le plomb, le tabac, l'acidose, la mauvaise alimentation.

DIAGNOSTIC RADIOLOGIQUE DU CANCER, DE L'ULCUS GASTRIQUE ET DE L'ULCUS DUODÉNAL.

I. CANCER GASTRIQUE.

Les signes radiologiques du cancer sont les suivants, par ordre d'importance :

a) **Lacune ;**

b) **Troubles de la fonction pylorique,**

GASTRECTOMIE POUR CANCER GASTRIQUE

LIBÉRATION POSTÉRIEURE

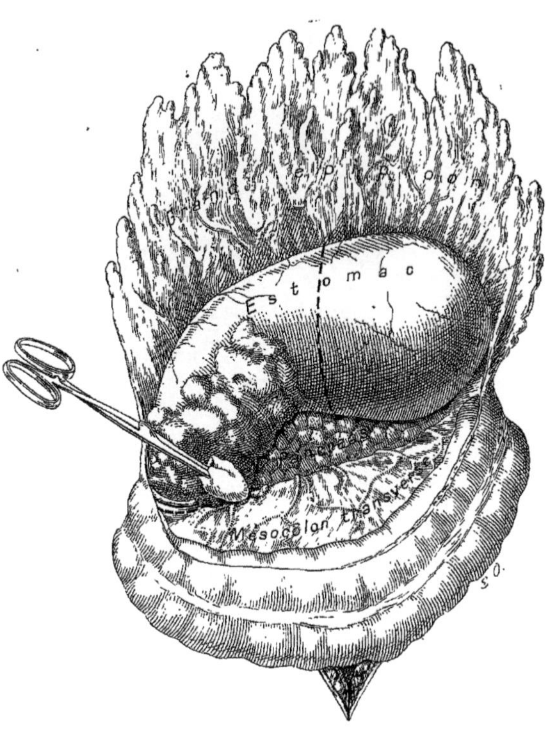

Fig. 7. — **Gastrectomie pour cancer gastrique.** — Le décollement colo-épiploïque est fait. Vue de la face postérieure de l'estomac. Le pointillé indique la future section gastrique qui serait mieux si reportée plus à gauche. Le tampon décolle la masse néoplasique et les ganglions. Il les sépare du méso-colon transverse et du pancréas, jusqu'à découverte de l'artère pancréatico-duodénale qui sera liée ; ce temps se fait au bistouri ou à la sonde canelée ou à la compresse ; il comprend : la libération du pancréas, la découverte de la pancréatico-duodénale, la libération des vaisseaux méso-coliques transverses, **la libération des ganglions qui doivent tous rester du côté de la portion de l'estomac qui sera réséquée.**

CANCER GASTRIQUE

SECTION DU DUODÉNUM ET DE L'ÉPIPLOON
GASTRO-HÉPATIQUE

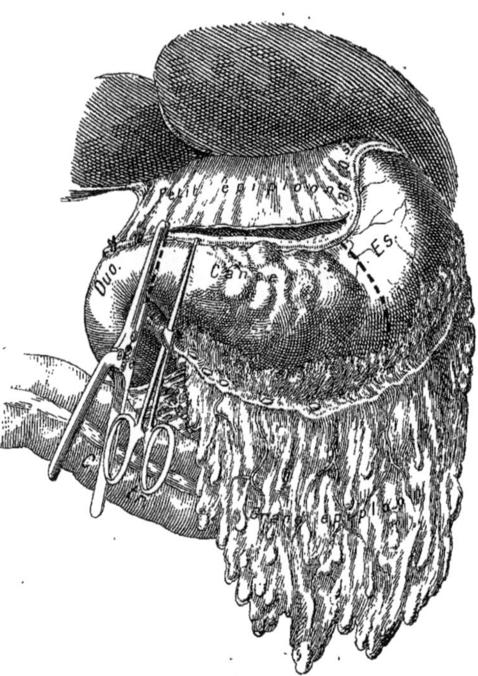

FIG. 8. — **Cancer gastrique. Gastrectomie.** — Le pointillé indique le point ou sera coupé l'estomac. Il serait préférable de le reporter plus haut, à gauche ; l'écraseur est posé sur le duodénum, mais ici trop près du cancer ; il doit être reporté à un centimètre à peine du pancréas. Le décollement colo-épiploïque a été fait, les ganglions ont été séparés au niveau de la grande courbure, au niveau du pancréas et du pylore ; le petit épiploon a été sectionné.

le pylore se trouvant incontinent ou, au contraire, obstrué (stase) ;

c) **Absence de péristaltisme** au niveau des parois infiltrées qui ont perdu toute contractilité ;

d) **Diminution de la mobilité** de l'estomac, diminution de sa souplesse reconnue par la pression du doigt sur la paroi gastrique ;

e) **Rétraction** partielle ou totale de l'estomac ;

f) **Mouvements anti-péristaltiques.**

2. ULCUS GASTRIQUE.

Signes de certitude : Il y en a deux : la **niche** et le **diverticule**.

La **niche** correspond au cratère de l'ulcus qui se remplit de pâte barytée.

Le **diverticule** est la perforation chronique (ulcus térébrant) qui a corrodé la paroi gastrique puis pancréatique ou hépatique et pénétré dans l'épaisseur de ces organes.

Signes de probabilité : Plus fréquents que les précédents :

a) **Encoche ;**

b) **Biloculation ;**

c) **Stase ;**

d) **Mobilité amoindrie ;**

e) **Sensibilité à la pression ;**

f) **Troubles dans la fonction pylorique ;**

g) **Aspect de l'estomac en hameçon ;**

h) **Diminution du tonus gastrique;**

i) **Anti-péristaltisme;**

L'**encoche** est une dépression angulaire de la paroi gastrique au niveau de la grande courbure, en face de l'ulcus ; cette encoche est due à un spasme circulaire de l'estomac, en un point qui correspond à l'ulcère ; pour l'observer, il faut surveiller l'estomac quand il se remplit, ne pas confondre ce spasme par lésion gastrique avec le spasme par lésion extra-gastrique ; dans ce dernier cas, le spasme n'est pas fixe dans sa localisation, il change de place, se rapproche du pylore, disparaît sous l'influence des massages ou l'administration de belladone.

Au contraire, l'encoche faisant vis-à-vis à un ulcus présente les caractères suivants : elle est **constante,** fixe dans sa situation ; elle existe sur un estomac normalement **en place;** elle persiste malgré la **pression** du doigt, le **massage** sous l'écran ; elle résiste à l'absorption de l'**atropine.**

L'**estomac biloculaire** peut être dû à deux causes :

a) A un rétrécissement cicatriciel consécutif à un ulcus de la petite courbure, rétrécissement qui donne à l'estomac la forme d'un sablier.

b) A une encoche peu profonde due à un spasme.

La **stase gastrique** peut être due soit à une cicatrice voisine du pylore, soit à un ulcus éloigné du pylore et provoquant le spasme du pylore.

L'image de l'ulcus diffère de l'aspect du cancer qui offre une ombre irrégulière, des contours mal limités.

SIÈGE DES ULCUS

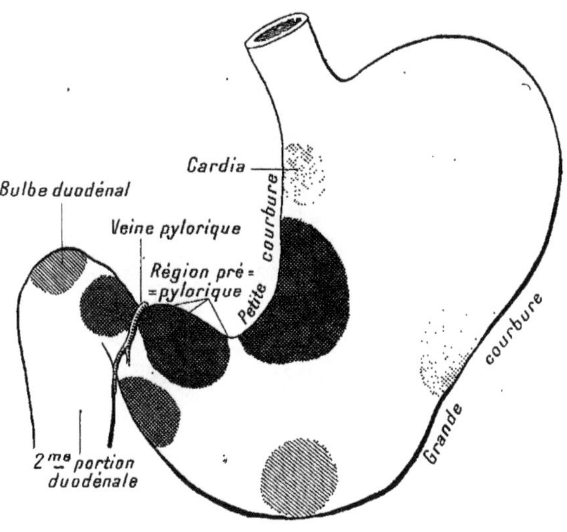

FIG. 9. — **Localisation de l'ulcus gastrique et duodénal.** — Les teintes sont d'autant plus foncées que l'ulcus est plus fréquent. On voit qu'il siège presque toujours le long de la petite courbure.

CANCER D'ESTOMAC

LIBÉRATION. HÉMOSTASE

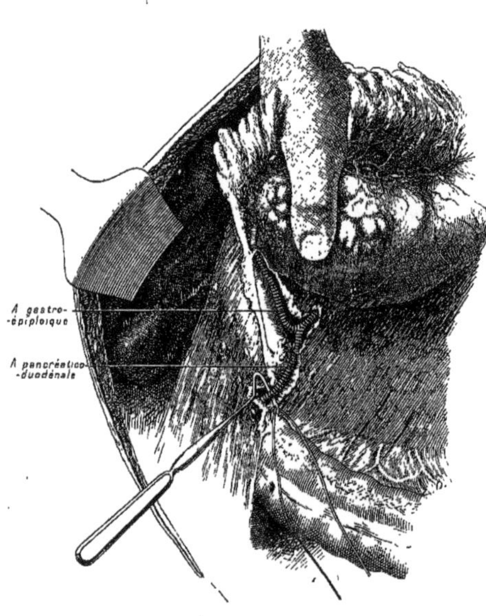

Fig. 10.— **Gastrectomie pour cancer.** — Ligature de la pancréatico-duodénale. Commencement de la libération épiploo-ganglionnaire.

3. **ULCUS DUODÉNAL.**

Il est possible que le radiologue constate une encoche sur le duodénum, une dépression légère, une irrégularité du contour du bulbe, surtout s'il est examiné dans la position ventrale ; il peut exister un spasme localisé et persistant, l'image duodénale présente alors en amont de l'ulcus l'aspect d'une pochette ; ces preuves radioscopiques sont exceptionnelles ; même en cas d'ulcus duodénal, le duodénum se vide très vite et on ne voit rien, mais alors il est habituel que l'estomac se contracte violemment, qu'il se rétracte, que les parois gastriques dessinent des ondes énergiques ; cette excitabilité anormale de l'estomac est le meilleur signe d'ulcus duodénal quand il est associé aux symptômes d'hyperchlorhydrie chronique. Le radiologue qui déclare l'absence de l'ulcus duodénal parce qu'il ne voit rien du côté de cet intestin, ne sait pas interpréter ce qu'il voit.

TRAITEMENT
DE L'ULCUS GASTRIQUE.

L'ulcus gastrique abandonné à lui-même fait courir au patient les risques suivants : perforation aiguë ou chronique, hémorragies abondantes ou répétées, cancer secondaire, infections multiples favorisées par l'affaiblissement de l'organisme et la présence d'une plaie digestive ; tuberculose pulmonaire, etc.

Quand il ne produit pas ces complications, il diminue le rendement physique, social et mental du sujet. Ne pas s'imaginer que l'ulcus est guéri parce qu'il y a un répit de plusieurs semaines, de plusieurs mois et davantage ; ce répit fait partie du syndrome de l'ulcus gastrique. Il est favorisé, prolongé par le traitement médical mais ne correspond pas à la guérison.

L'ulcus **récent** est limité à la muqueuse ; l'ulcus récent peut se cicatriser par le traitement médical : repos horizontal, diète, bismuth. La guérison se maintient par une bonne hygiène alimentaire et générale. L'ulcus **chronique** résiste au traitement médical, il récidive sous forme d'hyperchlorhydrie ou douleur après quelques mois de répit et doit être traité chirurgicalement.

QUEL EST LE TRAITEMENT CHIRURGICAL DE CHOIX ?

La gastro-entérostomie seule ?... Rarement. L'excision de l'ulcus ou la thermocautérisation combinée ou non avec la gastro-entérostomie ?... Rarement. La gastrectomie large ?... Oui.

Nous avons une grande expérience de ces trois méthodes ; les deux premières ne vivent plus que des contre-indications de la gastrectomie large ; celle-ci supprime la première portion du duodénum, le pylore, la petite tubérosité ; l'estomac est sectionné immédiatement en amont de l'ulcus.

Voici la technique :

1. **Exploration.** Incision abdominale ; rechercher si la vésicule biliaire contient des calculs, si les colons ou l'intestin grêle présentent des coudures de Lane. Explorer les deux faces de l'estomac avant d'affirmer que l'ulcus n'existe pas s'il n'est pas trouvé de suite. Pour explorer les deux faces de la petite courbure, pratiquer le décollement colo-épiploïque ou « dépouiller » la grande courbure d'un coup de compresses (Témoin), comme on écorche un animal. L'estomac

CANCER D'ESTOMAC

LIBÉRATION

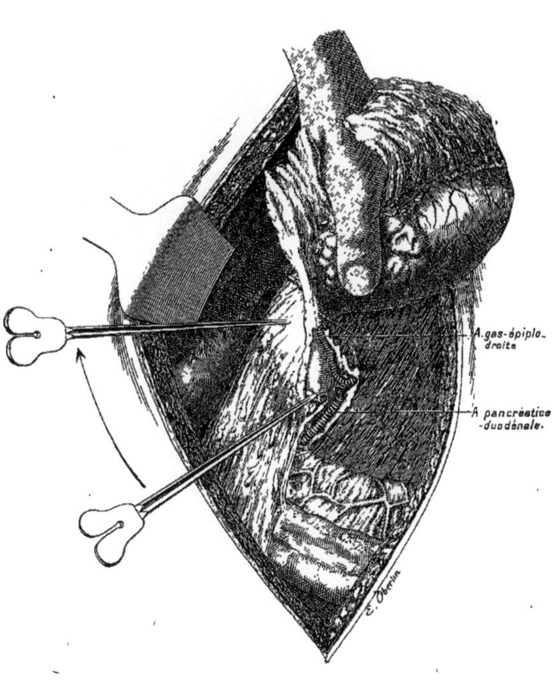

FIG. 11. — **Gastrectomie pour cancer.** — Dépouillement du duodénum. L'artère pancréatico-duodénale est liée dans le sillon que le duodénum forme avec le pancréas ; la sonde canelée soulève, mobilise et libère la séreuse formée par l'étalement du bord épiploïque. Les ganglions péri-pyloro-duodéno-pancréatiques sont mobilisés. libérés avec la lame épiploïque ; celle-ci sera refoulée vers la masse gastrique tenue dans la main gauche et qui sera supprimée.

CANCER D'ESTOMAC

LIBÉRATION ÉPIPLOO-GANGLIONNAIRE
DU DUODÉNUM

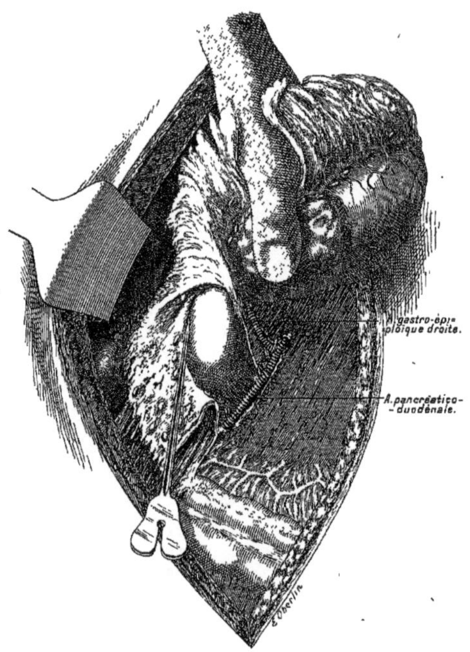

FIG. 12. — **Gastrectomie pour cancer.** — Dépouillement épiploo-ganglionnaire du duodénum. L'insertion
supérieure de l'épiploon étalée sur le duodénum et en
connexion avec les ganglions péri-duodéno-pyloriques
sont refoulés avec la sonde canelée.

« dépouillé » au niveau de sa grande courbure
se laisse clairement explorer sur les deux faces.

2. **Section du duodénum.** Elle se fera
entre un écraseur et une pince de Kocher ;
fermer de suite le bout distal en bourse.

3. **Libération de l'estomac.** S'il y a
un ulcus qui fixe la petite courbure au pancréas ou au foie, il faut le disséquer au bistouri. Si l'ulcus est perforant, laisser le
fond de l'ulcère dans le pancréas ou dans le
foie ; ce fond est badigeonné à l'iode et
recouvert d'un lambeau d'épiploon; procéder
ensuite à la résection gastrique.

4. **Résection.** Quand le pylore et la
petite tubérosité sont libérés de leurs attaches
séro-vasculaires, les ligatures sont faites ;
l'estomac est fermé en cul-de-sac après
écrasement, comme il a été fait pour le duodénum. Pour ces sutures, employer le fil de
lin ou mieux le catgut chromique (oo).

5. **Gastro-entérostomie,** trans-méso-
colique. Elle se fera sur la face postérieure
ou antérieure de l'estomac, suivant que l'un
ou l'autre est plus accessible. Fermer la
brèche mésocolique ; la suturer à l'estomac.

L'ULCUS DUODÉNAL.

L'ulcus duodénal fut décrit pour la première fois il y a trente ans (1887) par Buc-
quoy. Henri Collin en fit le sujet de sa thèse
en 1914. En 1910, quand Ricard et moi
fîmes notre rapport au congrès de chirurgie,
les seuls documents que nous recueillîmes
furent ceux des frères Mayo (de Rochester)
et de Moyhan (de Leeds).

L'ulcus duodénal est trois fois plus fréquent chez l'homme que chez la femme. Il

se rencontre surtout de vingt à quarante-cinq ans.

Il ne faut pas croire que le sujet qui en est porteur paraisse très souffrant et rappelle le syndrome gastrique ou duodénal si pénible et si grave tel qu'on le concevait il y a dix ou quinze ans. Certes, quand il s'accompagne de réaction inflammatoire péri-duodénale, ou qu'il a produit une cicatrice de la paroi intestinale avec des adhérences qui l'englobent, il peut produire de la stase gastrique, des hémorragies, des douleurs et des troubles généraux, mais le plus souvent, le sujet atteint d'ulcus duodénal est considéré comme un névropathe, un « hyperchlorhydrique », un « hyperpeptique ». Les troubles dyspeptiques sont atténués, ils gênent simplement la vie sociale, professionnelle du sujet; mais ne l'inquiètent pas gravement. De temps en temps, d'ailleurs, ces troubles disparaissent ; les périodes plus ou moins longues de répit donnent l'illusion d'une guérison définitive ; voici les symptômes habituels .

Douleur. — Elle est tardive ; apparaît deux ou cinq heures après les repas ; siège à l'épigastre ou à l'hypocondre droit, s'exagère par le jeûne **(hunger-pain)** et se calme par l'absorption des aliments.

Aérophagie. — Pour saturer l'acide gastrique, le malade avale de la salive et de l'air, d'où renvois gazeux ; c'est un phénomène d'ailleurs commun à plusieurs états pathologiques.

Régurgitations acides. — Sous l'influence du spasme de l'estomac, le suc gastrique (normalement acide ou devenu hyperacide) est expulsé vers la bouche, il irrite la gorge et les dents ; celles-ci donnent

GASTRECTOMIE POUR CANCER D'ESTOMAC

DÉNUDATION DU DUODÉNUM

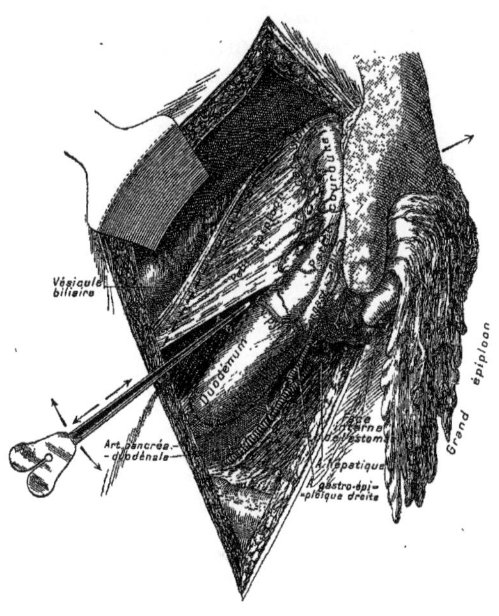

FIG. 13. — **Gastrectomie pour cancer.** — Libération du bord postérieur du duodénum. La dénudation épiploo-ganglionnaire du duodénum et du pylore est terminée. Les tissus séreux et ganglionnaires sont tenus dans la main gauche avec l'estomac cancéreux. La sonde canelée dénude le bord postérieur du duodénum, comme une artère. Le pointillé montre le point où le duodénum · sera écrasé et sectionné.

au patient l'impression de **dents de craie.** Le sujet se plaint de pyrosis qui se calme par le bismuth, c'est ce qui fait classer ces malades comme hyperchlorhydriques.

Intermittence des crises. — Les crises dyspeptiques durent quelques jours, quelques semaines, quelques mois, puis spontanément ou par le traitement médical, disparaissent ; le malade reprend sa vie ordinaire et présente les apparences d'une santé normale ; sous l'influence d'une fatigue, d'un temps humide, les troubles dyspeptiques reparaissent. Plus le malade avance en âge, plus les phénomènes s'accentuent, plus les périodes de répit sont courtes. Il n'est pas rare toutefois que les sujets arrivent ainsi à vivre avec leur mal pendant vingt, trente, quarante ans, sans avoir jamais été considérés comme de vrais malades.

A quoi tiennent ces périodes de répit ? Est-ce que l'ulcus se cicatrise ? Non. L'ulcération persiste et le malade la tolère; si pendant ces périodes d'accalmie le chirurgien fait une laparotomie, il trouve

GASTRECTOMIE POUR CANCER D'ESTOMAC

LIGATURE DE LA CORONAIRE STOMACHIQUE

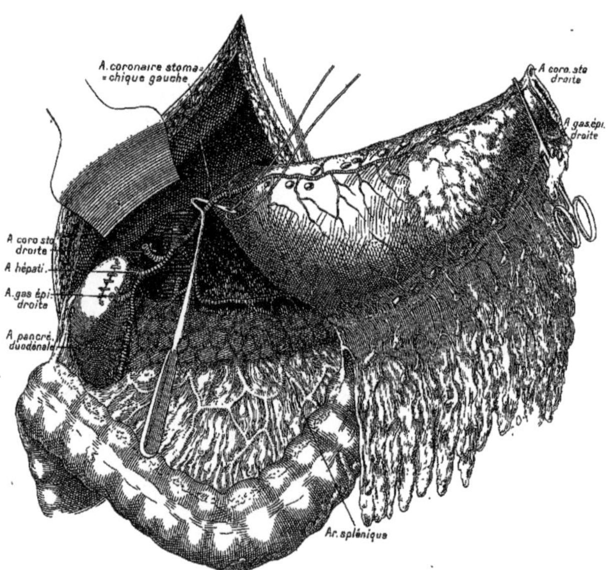

Fig. 14. — **Gastrectomie pour cancer.** — Ligature de la coronaire stomachique.

lcère ; d'ailleurs c'est au cours de ces périodes de répit que le malade présente des hémorragies ou ie perforation, ce qui fait dire dans l'observation que le sujet a été pris d'accidents aigus au ilieu de la santé la plus parfaite. Santé parfaite ? Non, car si le malade avait été bien interrogé i aurait relevé quand même tout un passé hyperacide et un état gastrique anormal.

XAMEN RADIOLOGIQUE.

Le clinicien ne doit pas compter sur la présence d'une niche ou d'une encoche dans le duodénum ; t intestin ne présente rien d'anormal sauf dans les cas d'ulcus sténosant ou térébrant. C'est l'es-mac qu'il faut regarder ; il présente des signes d'excitation, il est hyperkinétique, hypertonique, i vide rapidement ; ses contractions sont exagérées ; il présente par suite de son spasme total une rme verticale et souvent se cache sous les côtes.

GASTRECTOMIE POUR CANCER D'ESTOMAC

DÉPOUILLEMENT DE LA PETITE COURBURE

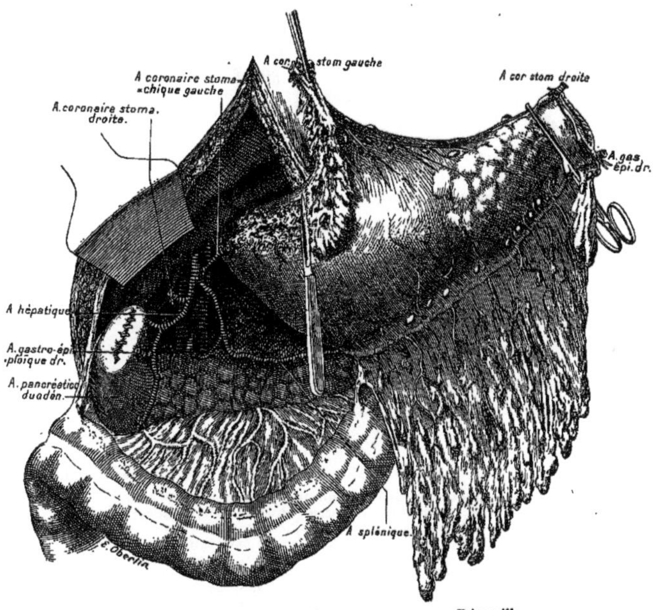

Fig. 15. — **Gastrectomie pour cancer.** — Dépouille-ment ganglionnaire de la petite courbure. La coronaire stomachique est liée et sectionnée. Une pince de Kocher saisit le moignon vasculaire et tend les vais-seaux vers la gauche. Le bistouri sectionne le ligament gastro-hépatique jusqu'à ce qu'il rencontre l'estomac, au point où l'artère a été sectionnée entre deux ligatures.

GASTRECTOMIE POUR CANCER D'ESTOMAC

ÉCRASEMENT ET SECTION GASTRIQUE

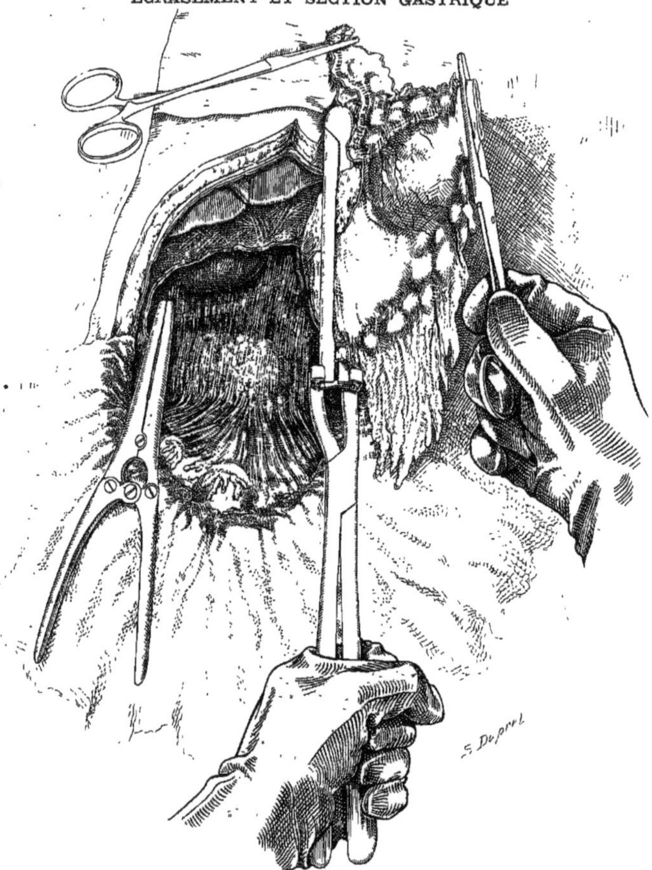

Fig. 16. — **Gastrectomie pour cancer.** — Ecrasement des tissus
gastriques et duodénaux. A gauche, l'écraseur de Mayo est sur le
duodénum qui a été coupé au ras de l'instrument. La ligature de
la coronaire stomachique est faite. Une des extrémités des vaisseaux est liée et se voit au centre de la plaie. L'autre extrémité
est saisie par une pince de Kocher qui amène avec l'artère le
groupe des ganglions de la petite courbure et le petit épiploon. Ce
groupe a été amené grâce au **dépouillement séro vasculo-gan-
glionnaire** de cette petite courbure. On voit une surface losan-
gique à moitié écrasée par l'instrument de de Martel et qui cor-
respondait à l'insertion de l'épiploon gastro-hépatique.
En bas, le grand épiploon flotte avec les ganglions de la grande
courbure. La pince de Kocher saisit à droite l'extrémité duodénale sectionnée. (*Dessin d'après nature*).

TRAITEMENT.

Cette lésion peut provoquer une perforation subite, une hémorragie profuse et mortelle, une sténosé post-pylorique ; elle ne dégénère presque jamais en cancer. Nous n'avons jamais observé cette transformation. Ces deux complications sont plus fréquentes qu'on ne croit, mais le diagnostic n'est pas fait. Ce qui dirige surtout le malade vers l'action chirurgicale, c'est plutôt son état dyspeptique chronique dont il finit par se fatiguer, la diminution sociale et physique qu'il entraîne, la dénutrition qui fait du sujet une proie facile pour une infection surajoutée, telle que la tuberculose ; sans doute, le médecin devra tenter la cure par le repos, le bismuth, le régime, mais s'il y a récidive ou persistance des troubles, il faut opérer.

GASTRECTOMIE POUR CANCER D'ESTOMAC

ÉCRASEMENT ET SECTION GASTRIQUE

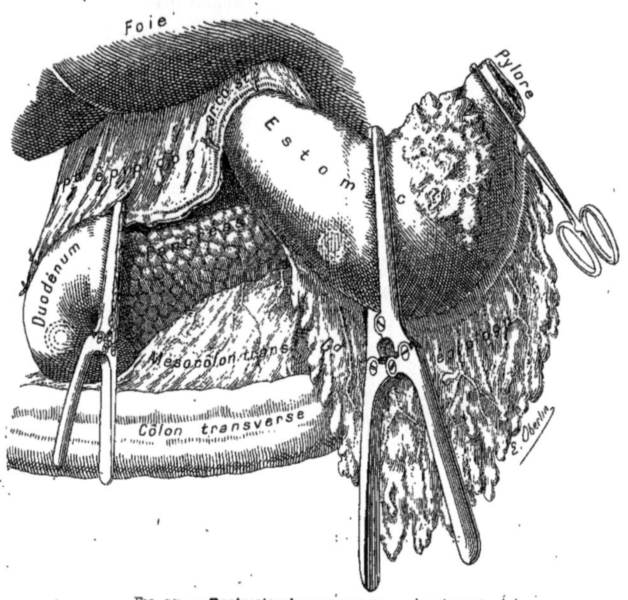

Fig. 17. — Gastrectomie pour cancer. — Anastomose au bouton. Les extrémités du duodénum et de l'estomac sont écrasées ; une pièce du bouton de Murphy est jetée dans chaque extrémité. Elles seront coaptées quand la pièce duodénale aura été refoulée dans le jéjunum. L'artère coronaire stomachique a été nouée près du tronc cœliaque.

GASTRECTOMIE

FERMETURE DU DUODÉNUM

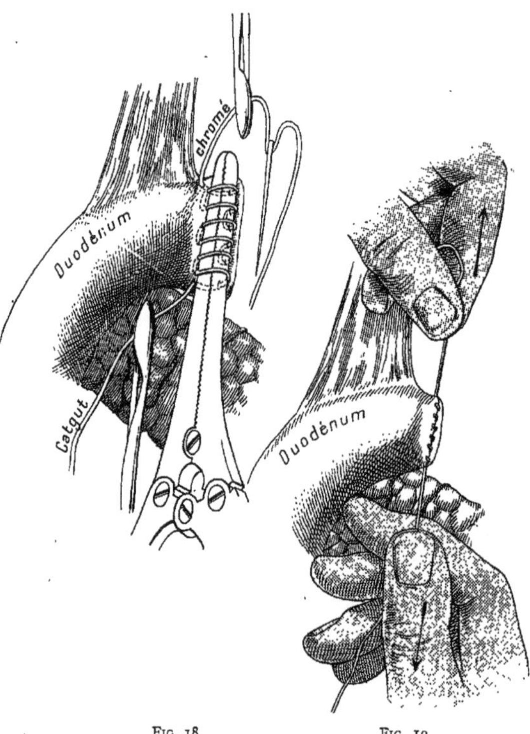

Fig. 18.   Fig. 19.

Fig. 18. — **Comment on ferme le bout duodénal après gastrectomie.** — Le petit écraseur lamine l'extrémité duodénale coupée au ras de l'instrument ; le surjet passe par-dessus l'instrument.

Fig. 19. — **Même suture que sur la figure 27.** — L'écraseur a été retiré ; les deux extrémités du fil sont tirées en sens inverse (voir les flèches) et le duodénal se ferme comme une bourse.

QUELLE OPÉRATION COMPORTE L'ULCUS DUODÉNAL.

L'excision de l'ulcus ? L'opération est délicate, sérieuse, et... inutile, puisque cette lésion dégénère rarement en cancer.

La gastro-entérostomie simple? Cette opération bénigne en elle-même guérit les trois quarts des ulcus duodénaux. Elle en laisse persister 25 % environ ; mais alors si les douleurs reviennent, il faut sans hésiter faire une sphinctérectomie (Enriquez) secondaire qui ne comporte aucun risque.

L'exclusion pylorique avec la sphinctérectomie dans la même séance que l'anastomose est le traitement le plus sûr, mais moins bénin que la gastro-entérostomie.

La gastro-entérostomie (intervention bénigne) est suffisante dans 75 % des cas, c'est donc un bon traitement. Si donc le chirurgien est peu entraîné à la chirurgie gastrique, si le sujet est peu résistant, il faudra s'en contenter, quitte à réintervenir quelques mois ou quelques années plus tard, si les troubles persistent ou récidivent. La sphinctérectomie secondaire sera alors facile, très bénigne. Si la gastro-entérostomie seule donne 1 % de morts, la sphinctérectomie et l'exclusion d'emblée donnent 4 ou 5 % ; tandis qu'en deux temps, la mortalité est pratiquement nulle.

Pour une maladie de gravité moyenne, il faut que le chirurgien fasse une opération bénigne ; si cette bénignité n'est pas certaine, il vaut mieux faire deux opérations sans risque, qu'une seule dont le pronostic soit réservé

INDICATIONS.

a) L'ulcus est en **période de poussée sub-aiguë.** L'opérateur ouvre le ventre et

constate une petite tubérosité gastrique con-
gestionnée, de l'œdème de la séreuse autour
du duodénum; alors il fera une **exclusion
gastro-pylorique**; il sectionnera l'estomac
là où il paraît sain, c'est-à-dire là où ses
parois sont blanchâtres ; il fera cette section
le plus près possible du pylore, mais souvent
assez loin de lui pour ne pas sacrifier la sécurité de ses sutures. Il doit suturer l'estomac sain et souple; il remontera donc vers
la gauche, autant qu'il sera nécessaire.

b) La **douleur** domine la scène ; alors
si au cours de la laparotomie, il constate que
le pylore est facile à supprimer, l'opérateur
enlèvera la première portion du duodénum
ou tout au moins le pylore, la terminaison
de l'estomac (un petit cône de deux ou trois
travers de doigt) ; en effet, il ne faut pas
croire que le pylore soit un anneau de deux
ou trois millimètres ; c'est un cône musculaire qui termine l'estomac, c'est ce cône
qui se contracte et produit le spasme douloureux ; c'est lui qu'il faut supprimer ;
l'opération n'est ni plus grave, ni plus difficile que l'exclusion simple.

Si au cours de l'opération, la petite tubérosité présente un aspect lie-de-vin, conges-
tionné (Témoin), elle doit être supprimée, sinon le malade risque de souffrir encore. Cette
gastrectomie limitée, partielle, cette **sphinctérectomie** (Enriquez), est d'une extrême
simplicité. Un coup de compresse dépouille
l'estomac sur la largeur de trois ou quatre
travers de doigt (Témoin); les écraseurs lami-
nent la paroi gastrique, une bourse ferme chaque extrémité sous deux plans de suture, une
gastro-entérostomie termine l'intervention.

En résumé, trois fois sur quatre, la gastro-
entérostomie simple suffit. Mais si le sujet,
présente des hémorragies, une douleur vive,

GASTRECTOMIE

FERMETURE DU DUODÉNUM

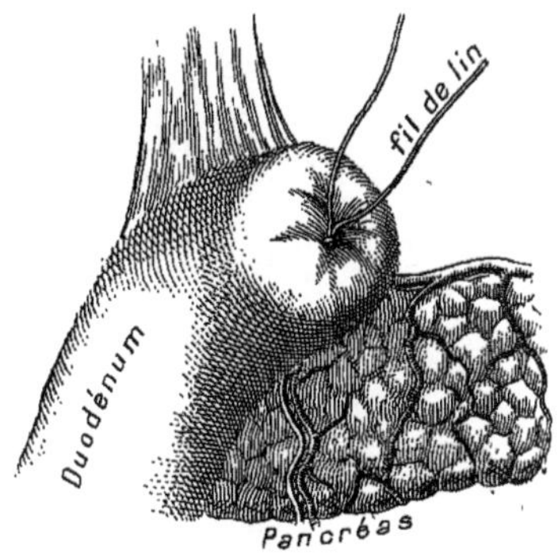

Fig. 20. — **Comment on ferme le duodénum.** — Le
plus près possible du pancréas. Suture en bourse ou
surjet.

GASTRECTOMIE POUR CANCER D'ESTOMAC

FERMETURE DU BOUT GASTRIQUE

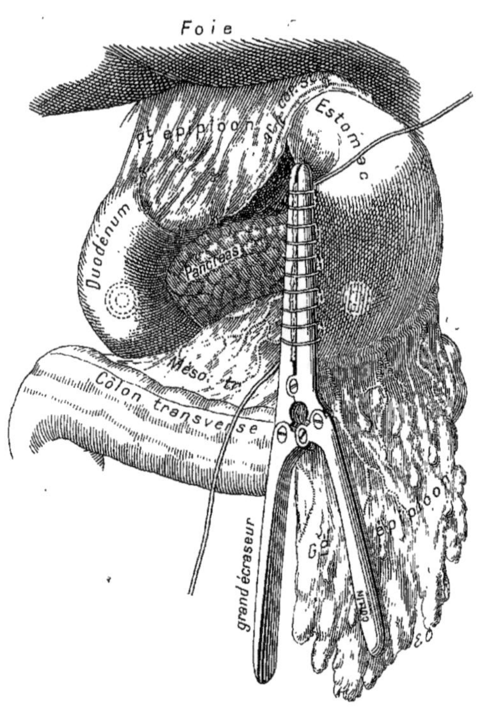

Fig. 21. — **Gastrectomie pour cancer.** — La coronaire stomachique a été liée. Une pièce du bouton se voit dans l'estomac et le duodénum. Dans le cas présent toutefois, il y aurait eu assez d'étoffe gastrique pour faire la gastro-entérostomie avec suture, préférable en principe. La pièce duodénale sera refoulée jusque dans le jéjunum. La fermeture du duodénum ne donnant pas toute sécurité a été couverte d'un chapeau épiploïque. Remarquer le procédé de fermeture de l'estomac ; le fil passe par-dessus l'écraseur qui sera supprimé ; l'estomac se fermera comme une bourse.

si l'apparition d'une réaction inflammatoire bien nette est constatée pendant l'opération, il est plus sûr, mais non indispensable de compléter l'anastomose par l'exclusion pylorique ou la sphinctérectomie. Ce complément opératoire peut d'ailleurs être exécuté quelques mois plus tard, après échec de l'anastomose simple. Ainsi faite en deux fois, l'opération est extrêmement bénigne. Pourquoi ? je n'en sais rien, c'est un fait.

TRAITEMENT
DU CANCER GASTRIQUE.

Le traitement du cancer gastrique est la gastrectomie. La première gastrectomie fut faite en 1879, par Péan. Ce sont les travaux anatomo-cliniques d'Hartmann et Cunéo qui ont posé les bases de la gastrectomie moderne.

Le cancer d'estomac est le plus fréquent de tous les cancers. 80 % de ces cancers siègent sur l'extrémité pylorique, condition favorable à la cure radicale.

L'examen chimique et cytologique, l'insufflation si facile et si pratique (Gaston Lion) (1), n'ont pas la valeur des rayons X mais donnent déjà de précieux renseignements ; il ne faut pas s'en dispenser.

La chirurgie radicale de cette lésion ne s'est pas plus vite vulgarisée parce que l'intervention est considérée comme grave. Il est certain que si le chirurgien s'attaque systématiquement (il a raison) à tous les cas de cancer, même les plus ganglionnaires et les plus adhérents, **le pronostic de ces interventions pour mauvais cas est**

_____

(1) L'insufflation est à la portée de tout médecin et donne déjà des renseignements utiles.

grave, mais si les interventions sont faites pour des cas faciles, après un diagnostic précoce, l'intervention est **bénigne.**

Quand le sujet est cachectique par suite de rétention gastrique prolongée, il est bon de faire l'**intervention en deux temps.** Il faudra gastrectomiser le sujet quinze jours ou trois semaines après une gastro-entérostomie; dans l'intervalle, il absorbera force hydrocarbones et alcalins pour neutraliser l'**acidose sanguine ;** ne pas attendre davantage sinon le cancer risque de progresser et le malade amélioré tâche de se soustraire à une opération secondaire. Chaque fois qu'un sujet est **soupçonné** de cancer gastrique, le chirurgien fera une laparotomie exploratrice sous anesthésie locale ; cette laparotomie, même exploratrice, est pourtant contre-indiquée si le sujet présente **un seul** signe de **métastases** du côté du péritoine et des lymphatiques : ganglion de Troisier, sensibilité de tout le ventre au palper, ascite, existence d'une masse pylorique fixée profondément ; masse gastrique abordant les fausses côtes gauches ; estomac que la radiologie montre petit, rétracté, immobile, ganglions intra-thoraciques; induration du cul-de-sac de Douglas constatée au toucher rectal. Sauf ces indications, ou s'il y a hésitation, l'opérateur fera une incision exploratrice sous anesthésie locale, alors il constatera les lésions suivantes :

1. **Estomac petit, adhérent avec métastases hépatiques ou péritonéales, sans obstruction pylorique.** — Inutile d'opérer, fermer la paroi sans rien faire.

2. **Estomac petit, adhérent, avec métastases et obstruction pylorique. Fermer le ventre.** — L'opérateur peut

ASPECT DU DUODÉNUM ET DE L'ESTOMAC APRÈS RÉSECTION ET FERMETURE EN CULS-DE-SAC

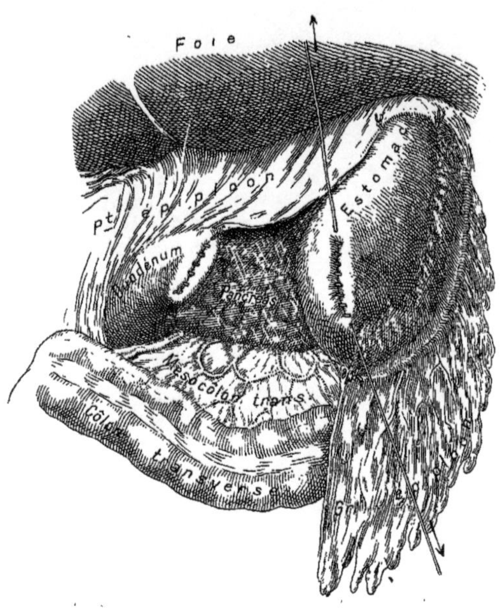

FIG. 22. — **Gastrectomie pour cancer.** — Les ganglions la séreuse, l'épiploon de la petite tubérosité ont été enlevés. Fermeture des extrémités gastrique et duodénale. Reste à faire la gastro-entérostomie.

CANCER D'ESTOMAC

GASTRECTOMIE TERMINÉE

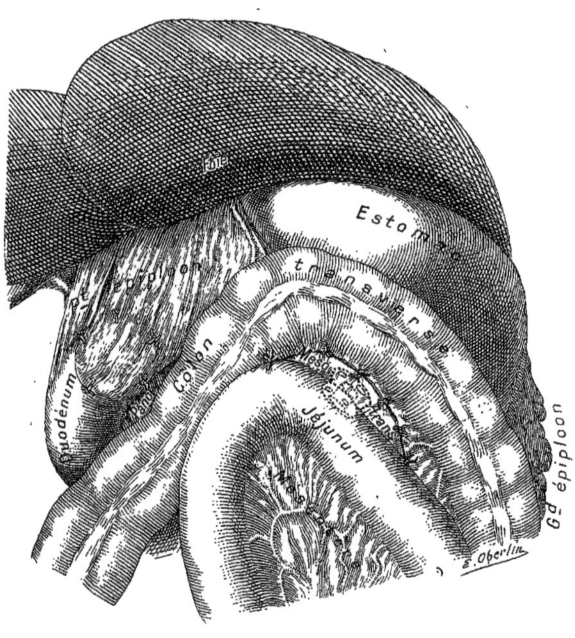

Fig. 23. — **Gastrectomie pour cancer.** — Anastomose au bouton de Murphy. Le moignon gastrique a été réuni au jéjunum par un bouton de Murphy. Le méso-colon transverse a été suturé à l'estomac : on on voit le bouton en pointillé. Le moignon duodénal jugé ici imparfaitement protégé a été recouvert par un fragment de petit épiploon.

faire une jéjunostomie s'il tient absolument à faire quelque chose ; les opérés vivent de une à six semaines. Faible résultat.

3. **Il y a des métastases péritonéales ou hépatiques avec obstruction pylorique.** — Faire une gastro-entérostomie antérieure ou postérieure, suivant le siège des adhérences ; quand l'anastomose est antérieure, nous la complétons par une jéjuno-jéjunostomie pour éviter le cercle vicieux.

4. **Il n'y a pas de métastases.** — Cas habituel : Il y a de l' « étoffe gastrique » qui permet d'escompter une exérèse large. Décider alors une gastrectomie, même s'il y a des adhérences. Cette gastrectomie étant décidée, et c'est la règle neuf fois sur dix, elle pourra être simple ou difficile. Elle est simple si la masse pylorique est mobile, peu adhérente. Elle est difficile si la masse pylorique adhère au foie, au pancréas, au méso-colon, au colon transverse, à la vésicule. Bon nombre d'opérateurs préfèrent, dans ces cas graves, une simple gastro-entérostomie. Cette dernière ne donne guère, dans ces mauvaises conditions, que 5 à 10 % de morts, surtout si faite sous anesthésie locale. D'autres chirurgiens (c'est notre cas), préfèrent exécuter dans ces cas difficiles la gastrectomie systématique, même dans un but purement palliatif. Il y a quinze ans, Hartmann disait déjà : « la meilleure opération palliative est la gastrectomie » ; cette affirmation a été démontrée vraie depuis cette époque. La gastrectomie est plus grave; il est parfois nécessaire de supprimer un segment du colon, la vésicule, un fragment du foie, une portion du pancréas, ce qui entraîne une mortalité de 25 à 30 %.

mais je considère qu'il vaut mieux alourdir sa statistique et faire courir plus de risques au patient plutôt que de l'abandonner avec une simple gastro-entérostomie. La survie est plus longue et l'état post-opératoire beaucoup meilleur après la gastrectomie qu'après la gastro-entérostomie. Dans le cas de cancers mobiles, la gastrectomie donne 5 % de morts. Je n'insiste pas. Le problème varie avec chaque chirurgien et chaque malade et aussi avec l'expérience et le caractère de l'opérateur. En tous cas, chacun fait pour le mieux en agissant de façons différentes, voilà qui est certain.

GASTRECTOMIE POUR CANCER.

1. **Incision et exploration.** — Rechercher s'il y a des métastases du côté des ganglions aortiques, dans le foie et le péritoine. S'il y a des métastases, la gastrectomie est inutile ; ne pas se laisser intimider par les adhérences du cancer qui se laissent libérer avec le bistouri ou la compresse. L'opération est parfois lente, laborieuse, mais comme le malade n'est pas endormi, il n'y a pas de risques de congestion pulmonaire en agissant avec soin et lenteur.

2. **Libération de l'estomac, du cancer et des ganglions.** — Pratiquer le décollement colo-épiploïque, en commençant vers la gauche. Séparer d'abord le méso-colon transverse ; s'il est adhérent au cancer, il faut réséquer une partie des vaisseaux méso-coliques ou les disséquer au bistouri. Séparer soigneusement le pancréas qu'il faut quelquefois entamer au bistouri ; **les ganglions seront laissés du côté de la**

GASTRECTOMIE POUR CANCER D'ESTOMAC

IMPLANTATION GASTRO-JÉJUNALE

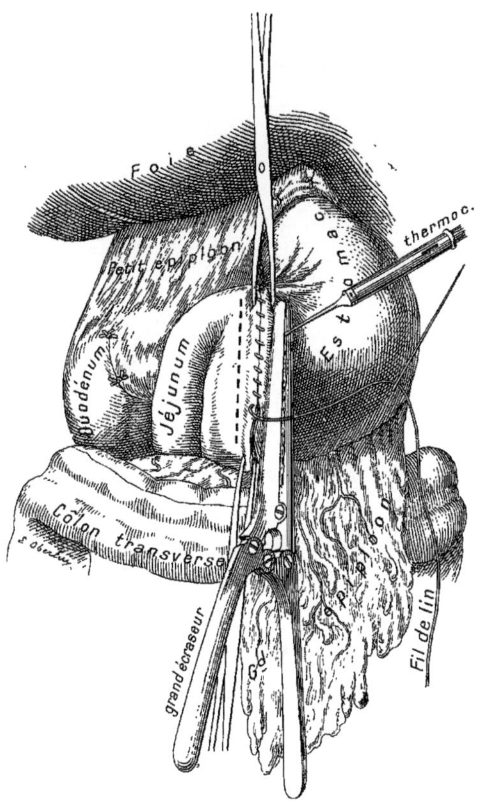

Fig. 24. — **Gastrectomie pour cancer suivie d'implantation gastro-jéjunale.** — Surjet séro-séreux postérieur. Section de l'estomac et du duodénum au thermo. L'opérateur fendra le jéjunum sur une longueur égale à la section gastrique. Puis l'écraseur sera enlevé. Une suture totale réunira la tranche gastrique écrasée à l'ouverture jéjunale. Un plan séro-séreux terminera l'anastomose (Mayo).

ANASTOMOSE PAR IMPLANTATION

GASTRECTOMIE

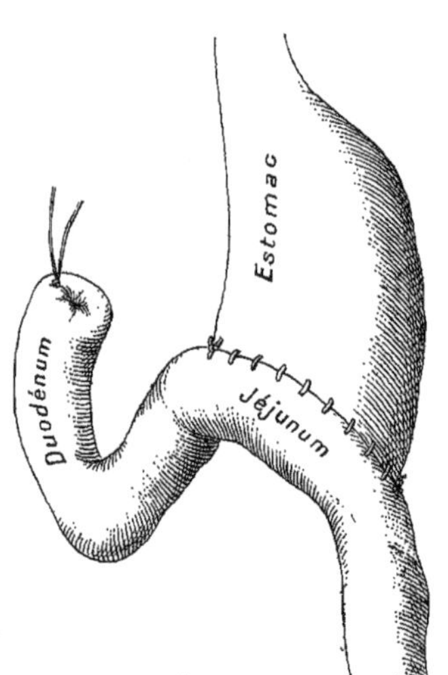

FIG. 25. — **Réunion de l'estomac et du jéjunum après résection large de l'estomac.** — On peut choisir entre cette opération ou la fermeture complète de l'estomac en cul-de-sac suivie d'anastomose par un bouton.

GASTRO-ENTÉROSTOMIE VERTICALE

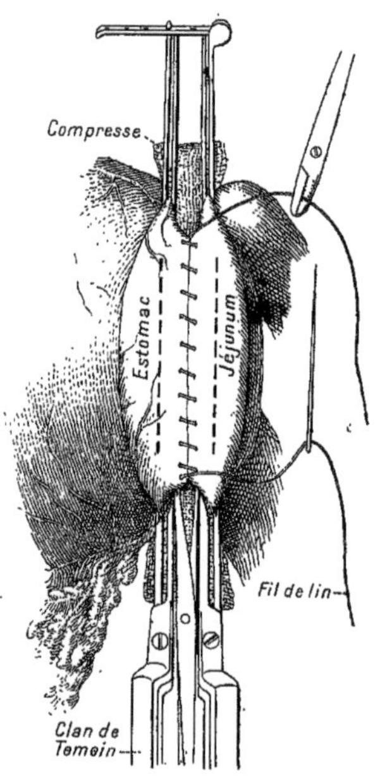

FIG. 26. — **Gastro-entérostomie postérieure.** — La coprostase est faite par les clamps de Témoin ou de Walther. Premier surjet séro-séreux. Le pointillé indique le point où seront incisés estomac et jéjunum.

ULCUS DUODÉNAL

GASTRO-ENTÉROSTOMIE SIMPLE

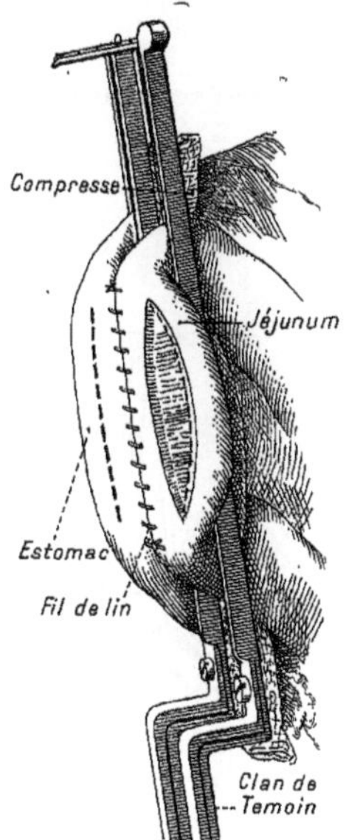

FIG. 27. — **Gastro-entérostomie.** — Incision des tuniques jéjunale et gastrique. Remarquer que la muqueuse sera incisée non pas parallèlement à la musculo-séreuse, mais plus en dehors, de façon à faire un grand lambeau de muqueuse du côté de la suture déjà faite. Clamps de Témoin d'Abadie ou de Walther.

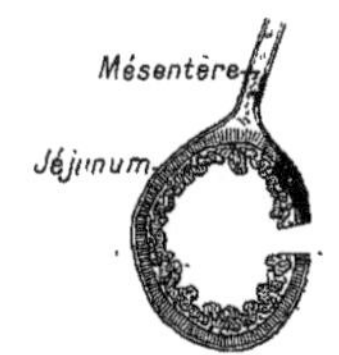

FIG. 28. — **Gastro-entérostomie.** — Point où il faut couper la paroi jéjunale.

GASTRO-ENTÉROSTOMIE SIMPLE

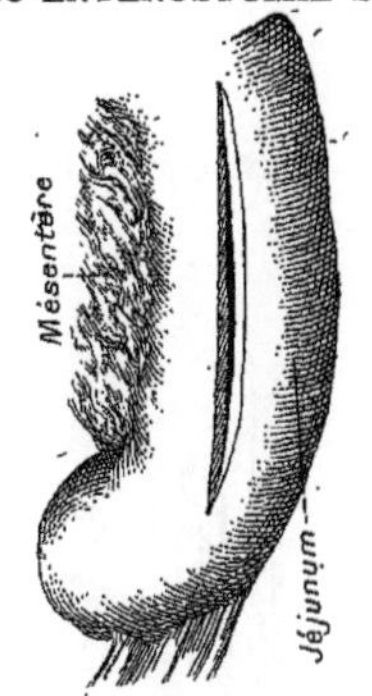

FIG. 29. — **Gastro-entérostomie.** — Vue latérale de l'intestin, montrant l'ouverture du jéjunum pour la gastro-entérostomie à anse courte (d'après Mayo).

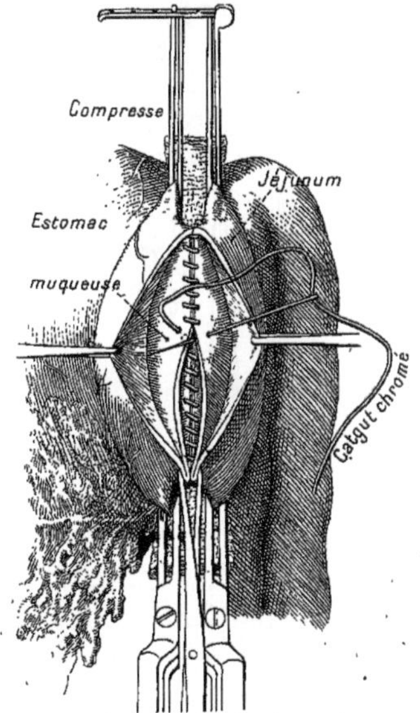

FIG. 30. — **Gastro-entérostomie postérieure.** — Surjet total continu sur les lèvres postérieures de la brèche anastomotique. Clamps de Témoin, d'Abadie ou de Walther.

ULCUS DUODÉNAL

GASTRO-ENTÉROSTOMIE SIMPLE

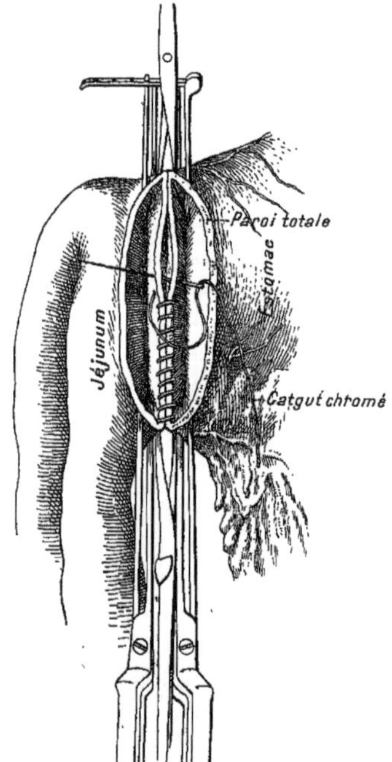

Fig. 31. — **Gastro-entérostomie.** — Commencement du surjet total mené sur la paroi postérieure. Catgut chromé. Ne pas employer le fil de lin qui risque de faire des abcés ou des ulcères peptiques. Ici, le surjet est continu et à points rapprochés. Clamps jumelés de Témoin, d'Abadie ou de Walther.

GASTRO-ENTÉROSTOMIE SIMPLE

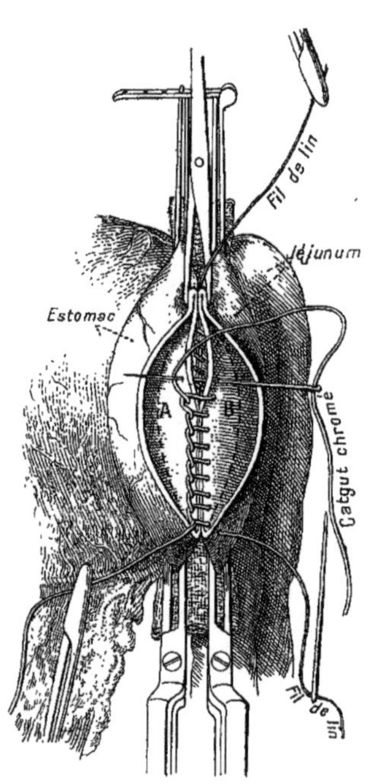

Fig. 32. — **Gastro-entérostomie.** — Fermeture de la partie antérieure de la brèche gastro-entérostomique. Point de feston sur la muqueuse seule. Le pointillé A B indique le point où l'intestin et l'estomac ont été ouverts. La muqueuse a donc été obligée de « prêter » pour sa suture individuelle (suture en trois plans). La musculeuse sera ensuite suturée seule ; puis le surjet séro-séreux formera le troisième plan.

ULCUS DUODÉNAL

GASTRECTOMIE SIMPLE

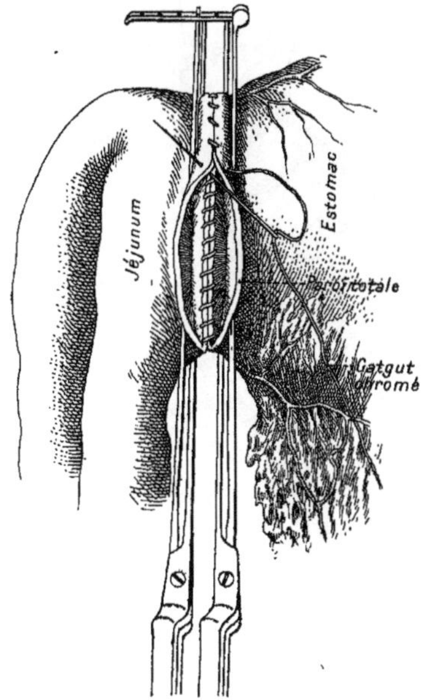

Fig. 33. — **Gastro-entérostomie verticale postérieure.** — La coprostase est faite par une pince de
Témoin. Compresse entre les deux viscères. Surjet
total. Remarquer comment pénètre l'aiguille. Elle
entre par le côté muqueux et sort par le côté séreux ;
sur la tranche opposée, elle pénètrera par la séreuse.
et sortira par la muqueuse, de façon à inverser vers
la cavité des tuniques jéjunale et gastrique.

GASTRECTOMIE SIMPLE

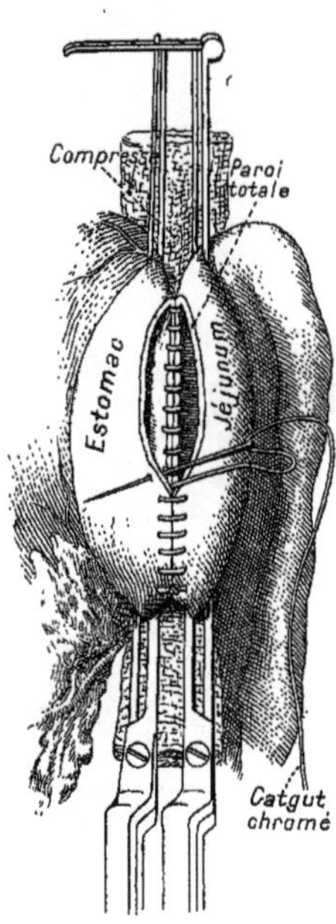

Fig. 34. — **Gastro-entérostomie classique.** — Surjet total portant sur la paroi antérieure des tuniques
gastro-intestinales. Catgut chromé. La coprostase est
faite par les pinces de Témoin, d'Abadie ou de
Walther.

GASTRO-ENTÉROSTOMIE TRANSMÉSO-COLIQUE

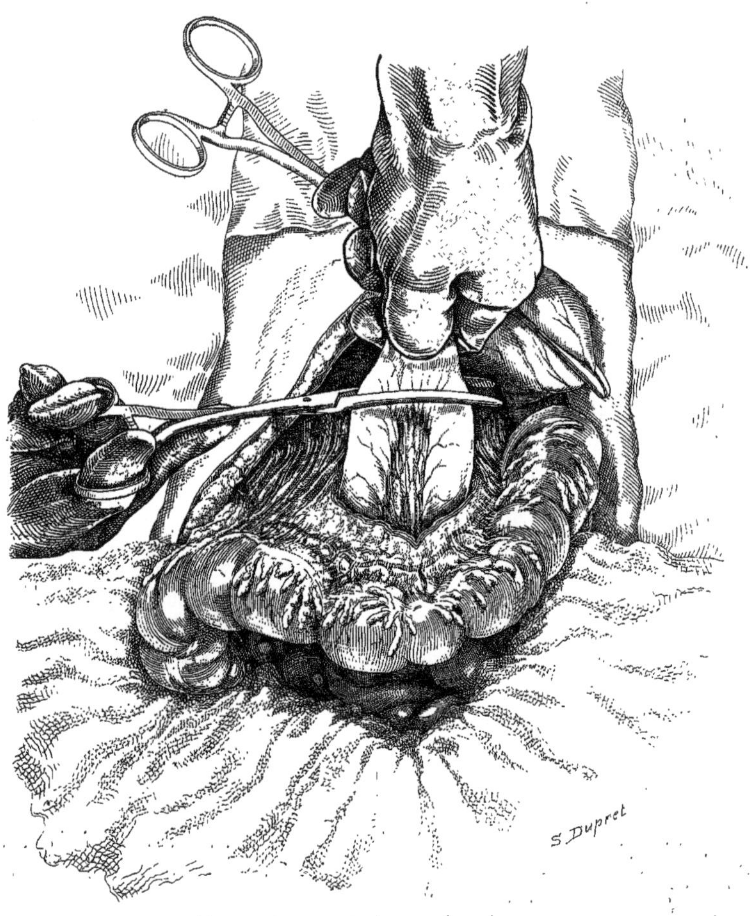

FIG. 35. — **Gastro-entérostomie transméso-colique, après décollement colo-épiploïque.** L'intestin va au devant de l'estomac, au lieu que ce soit l'estomac qui vienne au devant de l'intestin. Comme le fait remarquer Pierre Duval, cette façon de faire permet de placer l'anastomose exactement là où l'on veut. Ce procédé peut être adopté dans tous les cas. Il s'impose dans les cas difficiles. *(Dessiné d'après nature).*

LES CAS DIFFICILES. — LES DEUX FACES GASTRIQUES INACCESSIBLES

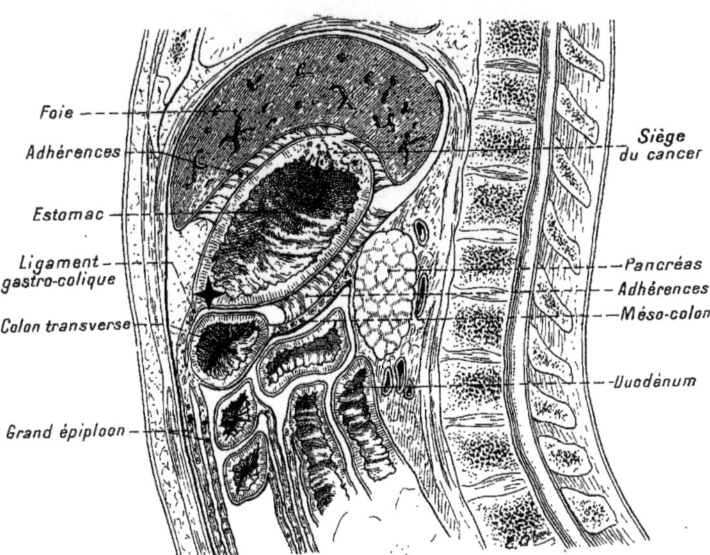

Fig. 36. — **Gastro-entérostomie marginale.** — (En cas d'adhérences étendues de l'estomac). Les deux faces et la petite courbure sont adhérentes. La gastro-entérostomie devra être faite au niveau de la grande courbure (+) dépouillée de son épiploon. Sur chaque face, l'étoffe est insuffisante pour une anastomose. Les deux faces réunies offrent ainsi une surface suffisante pour la G. E. Le méso-colon transverse adhérent est lui-même infranchissable.

LES CAS DIFFICILES. — LES DEUX FACES GASTRIQUES INACCESSIBLES

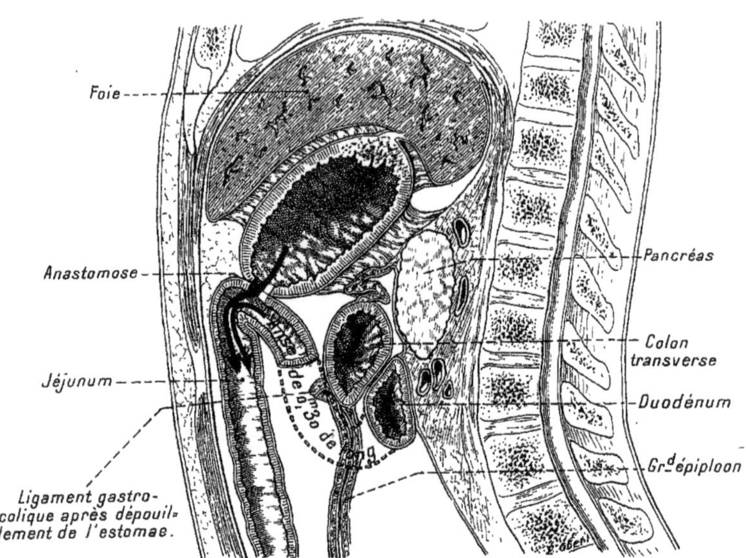

Fig. 37.— **Gastro-entérostomie marginal terminée.**
— La flèche indique le trajet des aliments. Le colon
transverse et le grand épiploon sont en arrière de l'estomac et de l'anastomose.

LES CAS DIFFICILES. — FACE GASTRIQUE POSTÉRIEURE INACCESSIBLE

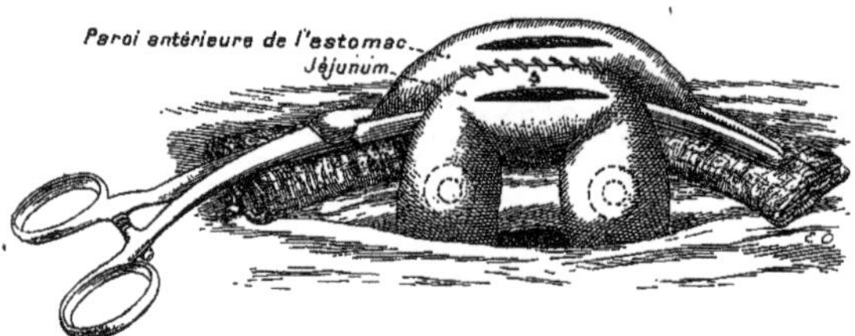

Fig. 38.— **Gastro entérostomie antérieure trans-
méso-colique.** — Un champ coprostatique pince la
paroi gastrique. L'estomac est fixé par un surjet
séro-séreux au jéjunum ; l'intestin et l'estomac sont
ouverts. Par la brèche jéjunale, on introduit dans
chaque anse jéjunale une pièce du bouton de Murphy ;
la pièce sera coaptée après ponction de l'intestin au
thermo. La gastro-entérostomie sera ensuite terminée.

SURFACE ANASTOMOSABLE TRÈS RÉDUITE

SURFACE ANASTOMOSABLE TRÈS RÉDUITE

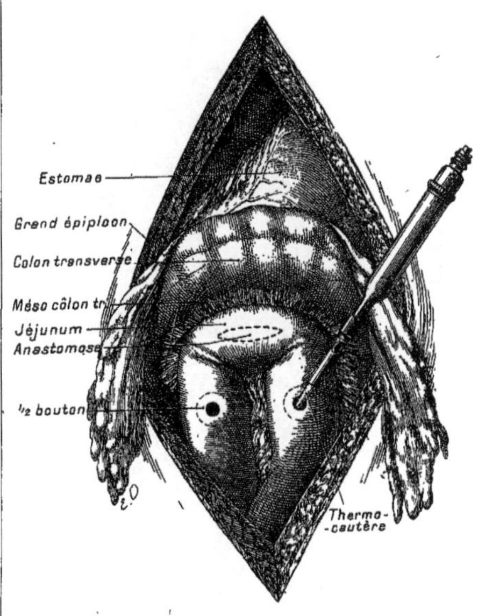

Fig. 39. — **Gastro entérostomie antérieure trans-méso-colique.** — La face postérieure de l'estomac est adhérente. L' « étoffe » manque pour une gastro-entérostomie postérieure. Il est presque toujours possible de faire une gastro-entérostomie antérieure trans-méso-colique. Dépouiller la grande courbure de son épiploon avec une compresse. Les deux parois gastriques antérieure et postérieure n'en forment alors qu'une. L'arrière cavité des épiploons est ouverte. Il est alors facile de crever le méso-colon transverse par cette brèche l'anse jéjunale sera amenée et fixée à la grande courbure ou à la paroi antérieure.

Fig. 40. — **Gastro-entérostomie antérieure trans-méso-colique.** — L'anse jéjunale a été anastomosée à l'estomac, à travers le méso-colon transverse. L'anastomose gastro-jéjunale est terminée. Elle est complétée par une jéjuno jéjunostomie au bouton de Murphy. Le thermocautère perce l'intestin d'un trou au niveau de chaque pièce du bouton ; à travers ces deux trous les pièces sont coaptées.

LES CAS DIFFICILES

<table>
<tr><td>FACE POSTÉRIEURE GASTRIQUE INACCESSIBLE</td><td>FACE POSTÉRIEURE GASTRIQUE INACCESSIBLE</td></tr>
</table>

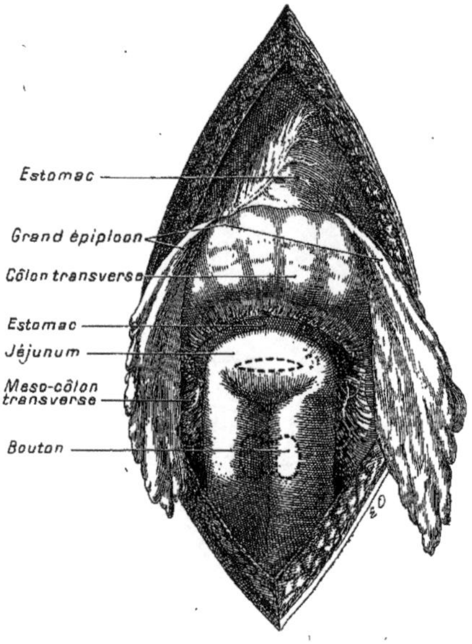

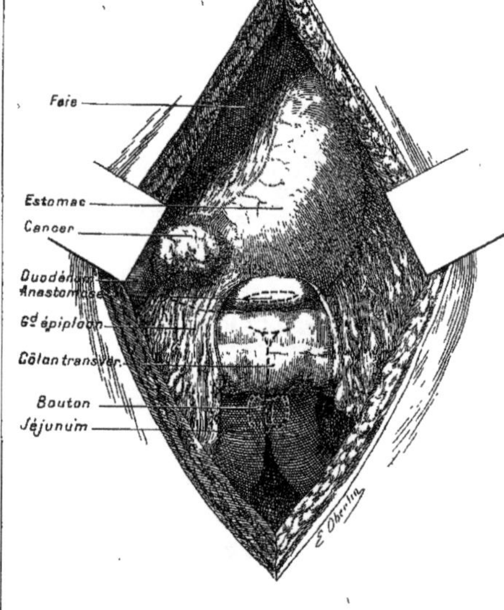

FIG. 41. — **Gastro-entérostomie antérieure trans-
méso-colique.** — La brèche du méso-colon transverse
a été fixée à l'estomac au-dessus de l'anastomose,
sur la paroi gastrique antérieure. Une anastomose
au bouton de Murphy fait communiquer les deux anses
jéjunales entre elles.

FIG. 42. — **Gastro-entérostomie antérieure trans-
méso-colique.** — L'anse jéjunale amenée à travers
la brèche méso-colique est fixée à la face antérieure
de l'estomac. Pour assurer l'écoulement direct de la
bile et le drainage parfait de l'estomac, faire une
jéjuno-jéjunostomie au bouton ; chaque pièce est
introduite par l'anastomose gastro-jéjunale. L'opération est, de ce fait, prolongée de une minute environ.

LES CAS DIFFICILES *(Fin)*

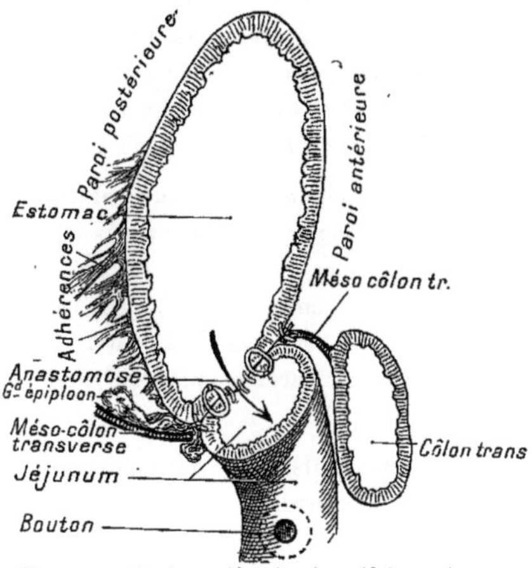

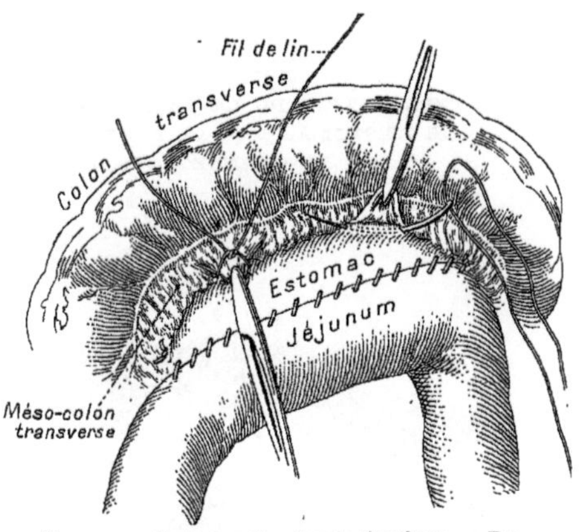

FIG. 43. — **Gastro-entérostomie antérieure trans-méso-colique.** — Remarquer les adhérences postérieures de l'estomac. La brèche du méso-colon transverse a été suturée à la paroi antérieure de l'estomac, au-dessus de l'anastomose. L'anastomose jéjuno-jéjunale est faite au bouton. La gastro-entérostomie a été faite en deux plans sur la paroi antérieure, tout près de la grande courbure. Ici le grand épiploon n'a point été désinséré, mais refoulé en arrière de l'anastomose, dans l'arrière cavité des épiploons. L'anastomose en Y, de Montprofit, donnerait le même résultat.

STÉNOSE PYLORIQUE
GASTRO-ENTÉROSTOMIE

FIG. 44. — **Gastro-entérostomie classique.** — Fermeture de la brèche méso-colique. L'aiguille traverse la paroi gastrique mais pas le méso-colon. Le fil sera noué sur le bord de la brèche méso-colique repéré par une pince ; l'aiguille en traversant le méso-colon risquerait de traverser un vaisseau.

ULCUS DUODÉNAL

ESTOMAC
HYPERKIPETIQUE

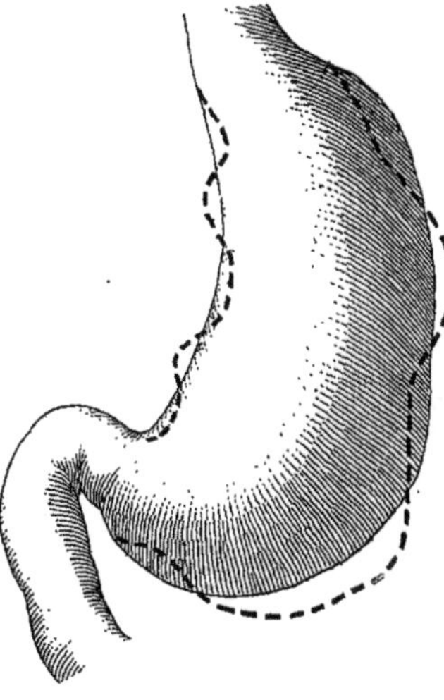

FIG. 45. — **Dessin d'après une radioscopie.** (Service d'Enriquez). **Diagnostic de l'ulcère duodénal.** — Péristaltisme exagéré de l'estomac qui se vide rapidement.

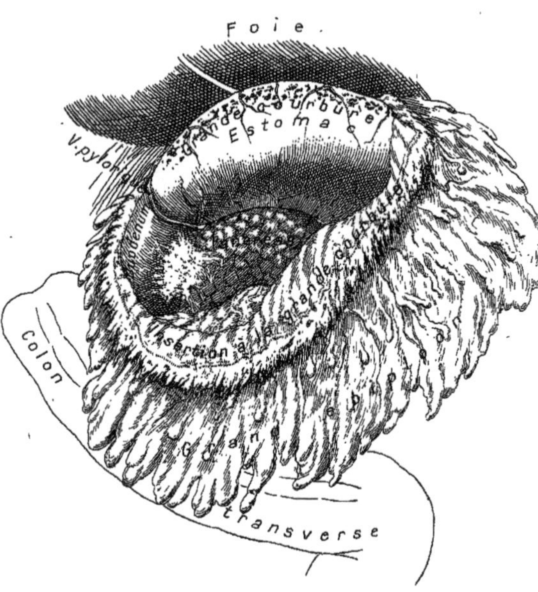

Fig. 46. — **Ulcus duodénal postérieur.** — Cette lésion n'a été visible qu'après le dépouillement de la grande courbure qui aurait pu être remplacée par le décollement colo-épiploïque. L'ouverture de l'arrière cavité des épiploons a permis d'explorer le pancréas, le duodénum et la face postérieure de l'estomac.

tumeur et de l'estomac voué à la résection et partiront d'un bloc sur l'estomac enlevé ; cette libération de l'estomac et du duodénum (première et deuxième portions) sera complète ; les parties réséquables formeront masse avec les épiploons et les ganglions.

3. **Section du duodénum et ligature de la coronaire stomachique.** — Ecraser le duodénum, le fermer en cul-de-sac ; rabattre l'estomac vers la gauche, soulever le foie avec une valve, découvrir l'artère coronaire stomachique près du tronc cœliaque et la lier.

4. **Dépouillement ganglionnaire de la petite courbure.** — Temps important. Immédiatement en aval de la ligature de la coronaire automatique, l'opérateur saisit l'artère avec une pince, coupe le vaisseau entre la ligature et la pince, tire sur la pince, tend ainsi l'épiploon gastro-hépatique dans lequel sont contenus vaisseaux et ganglions. Alors avec la lame du bistouri, par un mouvement de haut en bas, il gratte, avec le plat ou le tranchant, la petite courbure qui se dépouille dans toute sa hauteur de sa séreuse, de ses vaisseaux et de ses ganglions. Le dépouillement s'arrête là où portera la section gastrique à trois, quatre, cinq travers de doigt de la tumeur.

5. **Section de l'estomac.** — L'estomac est écrasé, coupé au thermo, fermé en bourse avec du fil de lin.

6. **Gastro-entérostomie** trans-méso-colique. Quand le moignon gastrique est trop petit, l'anastomose de l'estomac avec le jéjunum se fait à l'aide d'un bouton de Murphy ; sinon avec la suture. Alors la gastro-entérostomie se fera avec du fil en deux plans de suture.

GASTRO-ENTÉROSTOMIE POUR CANCER INOPÉRABLE.

Dans les cas, ou la face postérieure de l'estomac est inaccessible, la gastro-enté-rostomie sera antérieure. Les circonstances obligent généralement à procéder de la façon suivante (neuf fois sur dix c'est ainsi que nous agissons).

1. Recherche de l'anse jéjunale ; celle-ci est saisie à 25 centimètres de l'angle duodéno-abdominal et amenée hors du ventre.

2. Fixation de l'anse à la face antérieure de l'estomac, en tissu sain et sur une lon-gueur de 5 à 8 centimètres, surjet séro-séreux au fil.

3. Ouverture de l'estomac et du jéjunum.

4. Introduction des deux pièces d'un bouton de Murphy dans le jéjunum ; chaque pièce est envoyée l'une dans l'anse efférente et l'autre dans l'anse afférente ; la pièce la plus lourde dans l'anse efférente.

5. Terminaison de l'anstomose gastro-jéjunale. C'est une gastro-entérostomie en deux plans, au fil de lin.

6. Jéjuno-jéjunostomie par le bouton. Les deux pièces déjà jetées dans les jéju-nums sont amenées au contact, à travers la paroi intestinale ; on les sent ; la tige fait saillie ; le jéjunum est perforé par la pointe rougie du thermocautère ; la tige de chaque pièce passe à travers l'anse trouée ; la coap-tation est faite ; c'est un procédé rapide et facile.

7. Fermeture de la paroi abdominale en deux plans : plan séro-musculaire avec du crin de Florence ; plan cutané avec des

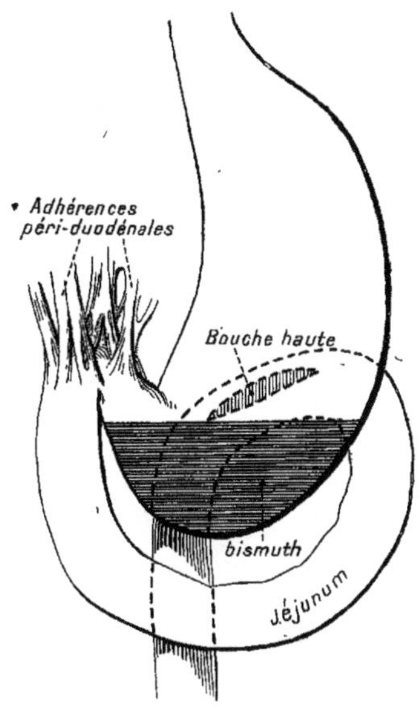

ULCUS DUODÉNAL

LA MAUVAISE ANASTOMOSE

Fig. 47. — **Ulcus duodénal avec adhérences péri-duodénales produisant une sténose juxta-pylo-rique.** — Anastomose trop haute, anse tordue, ouver-ture probablement trop large produisant le prolapsus jéjunal dans l'estomac. Résultat : mauvaise évacua-tion.

ULCUS DUODÉNAL

EXCLUSION PYLORIQUE

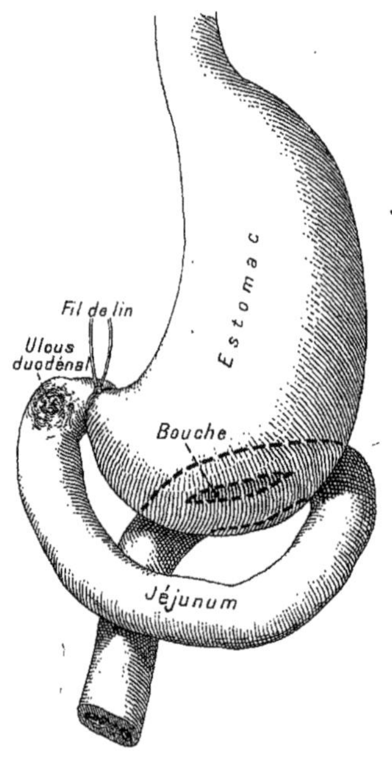

FIG. 48. — **Opération pour ulcus duodénal.** — Procédé le plus simple d'exclusion par une ligature au fil de lin ou au crin de Florence, après gastro-entérostomie oblique.

agrafes de Michel. Nous n'employons jamais de catgut pour suturer les parois abdominales des cancéreux ; ceux-ci se résorbent trop vite ; la déhiscence secondaire serait possible.

Cette opération peut être remplacée par la **gastro-entérostomie en Y de Monprofit :** Décollement colo-épiploïque ; dénudation du méso-colon transverse sur une largeur de 7 à 8 centimètres ; section du méso-colon au ras de l'intestin sur une longueur de 3 centimètres ; section du jéjunum à 20 centimètres de l'angle duodéno-jéjunal ; passage du bout terminal du jéjunum à travers la brèche méso-colique et implantation de ce bout dans l'estomac. Implantation du bout du jéjunum dans l'anse déjà implantée dans l'estomac. Fixation de la brèche méso-colique à l'estomac immédiatement au-dessus de l'implantation gastro-jéjunale.

GASTROPTOSE.

L'estomac ne tombe pas, il s'allonge ; sa petite tubérosité seule descend. La partie supérieure de l'organe reste fixée au diaphragmè. Cet état se rencontre chez 50 % des femmes et chez 20 % des hommes qui se plaignent de malaises abdominaux.

Le traitement exige la collaboration de la médecine, de la physiothérapie et de la chirurgie ; cette dernière ne s'exercera jamais seule ; elle apportera un appoint de guérison qui, pour son compte, variera de 20 à 75 %, mais elle ne pourra se passer ni de l'hygiène, ni de la culture physique. Par contre, ces derniers moyens ne peuvent dans les cas prononcés se passer de la chirurgie.

La ptose abdominale (ou maladie de Glénard) peut être générale (pantoptose) ou atteindre surtout un ou deux organes. Elle est le plus souvent marquée sur le colon transverse et l'estomac qu'elle atteint simultanément (gastrocoloptose).

ÉTUDE CLINIQUE.

Le syndrome varie suivant que nous l'observons chez la jeune fille ou chez la femme ayant eu des enfants. Pour cette raison, nous distinguerons la gastrocoloptose **virginale** et **maternelle**.

Gastrocoloptose virginale. — Peu de temps après que la jeune fille a commencé à porter un corset, c'est-à-dire vers l'âge de la puberté, elle présente les premiers troubles : constipation, céphalée, inappétence, cardialgie.

La **cardialgie** se manifeste sous forme de douleurs épigastriques médianes ; les malaises sont surtout marqués après les repas et dans la station debout ; dès que la malade prend une position allongée, ils disparaissent ou diminuent ; la qualité de la nourriture les influence beaucoup moins que la quantité. L'examen aux rayons X montre l'estomac très abaissé avec motricité peu modifiée ; l'organe se vide en quatre ou cinq heures. On observe également quelques troubles circulatoires et généraux qu'on peut mettre sur le compte de la coudure des vaisseaux mésentriques et la traction du plexus solaire : pesanteur dans les lombes, vagues douleurs abdominales, moiteur des mains et des pieds, extra-systoles, tachycardie orthostatique, fatigue générale, troubles menstruels (règles irrégulières, douloureuses, retardées ou absentes).

Gastrocoloptose maternelle. — Dès qu'une grossesse survient, les troubles diminuent, car l'utérus relève l'estomac et cons-

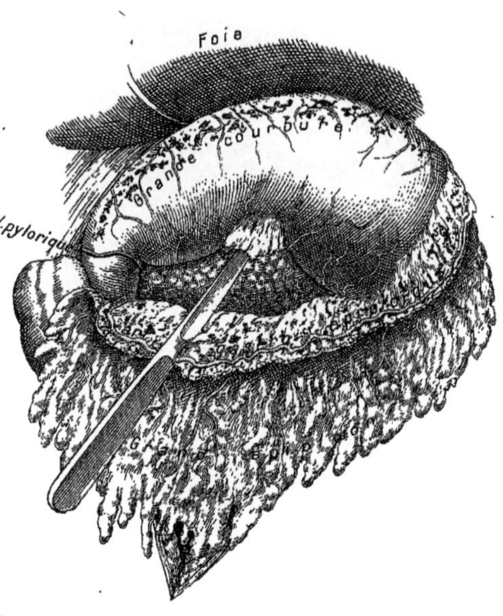

FIG. 49. — **Gastrectomie pour ulcus gastrique.** — La grande courbure de l'estomac a été dépouillée d'un coup de compresse et le grand épiploon a été séparé de l'estomac. Les petites taches sur la grande courbure montrent les points ecchymotiques qui correspondent à l'arrachement des vaisseaux. La veine pylorique montre la démarcation entre l'estomac et le duodénum. L'ulcus de la petite courbure (siège presque constant) est adhérent au pancréas ; il est disséqué au bistouri.

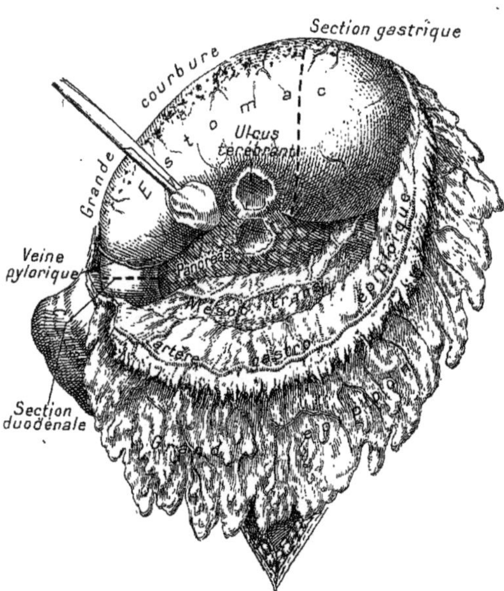

Fig. 50. — **Aspect que présente l'estomac après dissection de la petite courbure.** — Il s'agit ici d'un ulcus térébrant adhérent ayant pénétré dans le pancréas. Le fond de l'ulcus sera laissé dans l'abdomen après avoir été frotté à l'éther et à la teinture d'iode. L'opérateur va bourrer la cavité gastrique avec une compresse, pour éviter l'éruption du contenu stomacal. Les deux pointillés montrent la portion de l'estomac qui sera réséquée. Si l'ulcus était placé plus près du pylore, il faudrait sectionner le duodénum avant de faire cette dissection. L'opération serait très facile.

titue une « pelote interne ». Après l'accouchement, la ptose s'accentue ; les viscères se trouvent plus au large, les troubles reviennent peu à peu. Pendant la première grossesse, en cas de cavité abdominale rétrécie, l'estomac abaissé et plein d'aliments est obligé de se tasser, de se déformer pour trouver sa place ; on peut observer alors des vomissements qui accentuent l'amaigrissement et la fatigue générale. Quand la grossesse est terminée, l'estomac tombe et retrouve assez d'espace pour se distendre, mais les ligaments s'allongent, les angles normaux du colon s'accentuent ; alors reparaissent plus que jamais la constipation, l'intoxication stercorale, etc.

Le ligament gastro-colique qui unit le colon transverse à la grande courbure de l'estomac peut s'allonger de 2, 8, 15 cm.

TRAITEMENT MÉDICAL.

Le traitement médical comprend le repos au lit qui replace les organes ; il doit être complet et durer plusieurs semaines. L'engraissement qui résulte de l'alimentation et du repos au lit produit l'épaississement des ligaments viscéraux et comble les espaces vides du ventre. La gymnastique abdominale et générale faite au lit joue un rôle curateur des plus importants, surtout si on l'associe à un massage bien fait ; massages et gymnastique sont indispensables dans tous les cas. En effet, si le malade s'améliore par l'engraissement à la suite du repos, il maigrira dès qu'il reprendra de l'activité ; si, au contraire, il refait des muscles pendant la période de repos au lit, sa sangle abdominale se développe, son tonus général remonte.

Les bandages donnent un soulagement appréciable dans un grand nombre de cas.

Une bonne ceinture doit remplir les conditions suivantes :

a) Exercer une pression précise et constante sur l'abdomen ;

b) Etre bien placée la première fois, soit sous le contrôle des rayons X, soit en utilisant le procédé de la Douleur-Signal (Leven) ;

c) Etre placée dans le décubitus dorsal et même sur un plan incliné, chaque matin avant le lever.

De tous les bandages, ceux que j'ai vus donner le meilleur résultats sont : la pelote à air d'Enriquez, la pelote à crin de Leven, la plaque d'Aburthnot Lane ; cette dernière se met « au hasard » et très facilement, mais elle est moins précise que les pelotes.

L'emploi de la pelote ou de la ceinture n'exclut pas l'usage de la gymnastique et du massage.

Que le malade soit « peloté », « sanglé » ou opéré, la cure alimentaire et la gymnastique s'imposent.

Souvent l'usage de la pelote échoue, surtout chez les jeunes sujets, parce que l'estomac est à l'étroit, le tampon comprime l'organe au lieu de le remonter. Parfois, chez les « mères ptosiques », le colon transverse descend dans le bassin, il y reste et se trouve comprimé par la ceinture plutôt que relevé.

TRAITEMENT CHIRURGICAL.

Il comprend plusieurs méthodes :

a) Suspension gastro-hépatique ;

b) Relèvement de l'estomac par suspension du grand épiploon ;

c) Gastropexie.

GASTRECTOMIE POUR ULCUS TÉRÉBRANT

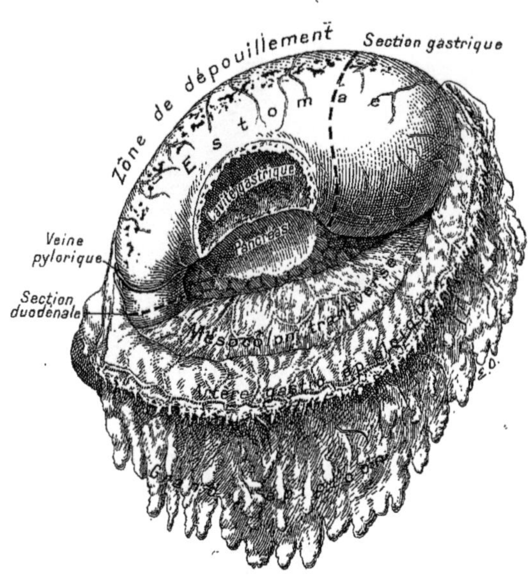

Fig. 51. — **Ulcus géant de la petite courbure.** — L'ulcère est térébrant adhérent et pénètre dans le pancréas. Le dépouillement gastro-epiploïque est terminé ; petits points ecchymotiques le long de la petite courbure dûs à l'arrachement de l'épiploon et des vaisseaux. Le pointillé indique la section duodénale et gastrique.

EXCISION DE L'ULCUS GASTRIQUE

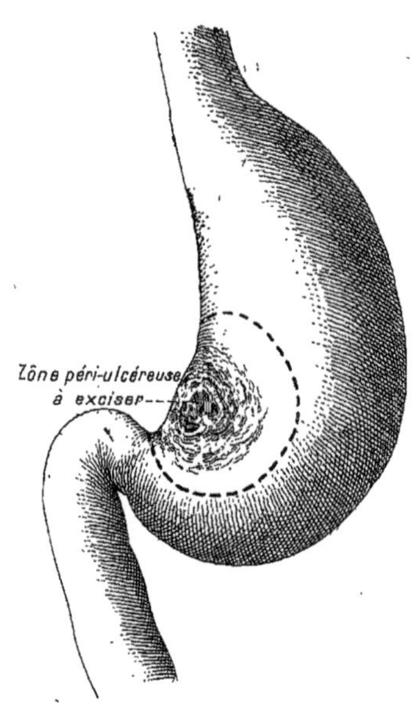

Fig. 52. — **Ulcus gastrique traité par l'excision simple ou la destruction au thermo.** — Doit être combinée à la gastro-entérostomie.

Les deux premières méthodes ne m'ont donné que des échecs ; la gastropexie m'a fourni de bons résultats dans la majorité des cas.

Elle a été inaugurée par notre compatriote Duret (de Lille) et vulgarisée par Rovsing (de Copenhague) qui l'a pratiquée plusieurs centaines de fois. C'est suivant son conseil que nous l'avons adoptée avec des résultats fonctionnels qui ont été bons dans les quatre cinquièmes des cas.

TECHNIQUE.

Les temps se décomposent ainsi :

Incision abdominale sus-ombilicale (anesthésie régionale) (1) ;

Exploration de l'abdomen supérieur. Décollement colo-épiploïque (2) ;

Plissement de la face postérieure de l'estomac ;

Fixation du colon transverse à l'estomac ;

Passage des fils dans la paroi abdominale de l'estomac ;

Fermeture de la paroi abdominale ;

Ligature des fils gastro-pariétaux ;

(1) Anesthésie régionale, PAUCHET et SOURDAT. Doin, éditeur, Paris, 1917.

(2) Le 10 mai 1916, je fis une communication à la Société de Chirurgie, pour montrer que le **décollement inter-colo-épiploïque** permettait d'aborder l'arrière cavité des épiploons et d'explorer le pancréas, la face postérieure de l'estomac et du duodénum. Cette exploration qui doit être faite systématiquement dans toute opération gastrique, simplifie beaucoup cette chirurgie et permet :
a) De reconnaître des ulcus ou autres lésions qui pourraient passer inaperçus à la suite d'une exploration superficielle.
b) De disséquer, avec précision, les ulcus et les cancers adhérant au pancréas et au méso-colon transverse.
c) En cas de cancer, de libérer la chaîne ganglionnaire qui suit la portion terminale de la grande courbure, la partie inférieure du pylore et la première portion du duodénum. Le décollement doit alors être commencé très à gauche et s'étendre à droite jusqu'à la libération de l'angle colique droit.

Incision sus-ombilicale. L'opérateur trace avec la pointe du bistouri deux lignes qui serviront de repères pour le passage des fils ; la première ligne sera tracée à gauche, le long du rebord costal ; elle part de l'appendice xiphoïde, s'étend sur 5 ou 10 centimètres. L'autre ligne sera à droite, verticale, à 2 centimètres de la ligne médiane.

Exploration. — Rechercher s'il existe un ulcus gastrique, duodénal ou une cholécystite calculeuse, une coudure de Lane.

Décollement colo-épiploïque. — Plissement de la face postérieure. Séparer le colon transverse d'avec le grand épiploon et l'estomac, de façon à bien exposer la face postérieure de cet organe ; rechercher s'il n'existe pas un ulcus ; faire la plicature ; passer cinq points en U sur la face postérieure de l'estomac ; les serrer pour diminuer la longueur et la hauteur. Badigeonner largement à la teinture d'iode pour provoquer des adhérences.

Fixation gastro-colique.— Le colon transverse est réuni à la grande courbure par sept ou huit points séparés.

Passage des fils gastro-pariétaux.— L'opérateur prépare avant l'opération trois fines aiguilles tranchantes, courbes, montées d'un fil double et solide. Chaque aiguille traversera la paroi de dehors en dedans, suivant la ligne cutanée, tracée avant l'opération, au ras des fausses côtes gauches ; l'aiguille pénètre dans le ventre, faufile ensuite la paroi antérieure de l'estomac, puis traverse à droite la paroi abdominale de dedans en dehors et se fait jour à travers la peau, suivant la ligne verticale tracée avant l'intervention. Le passage des fils est un temps important ; ils pénètrent sans perforer la

EXCISION DE L'ULCUS GASTRIQUE

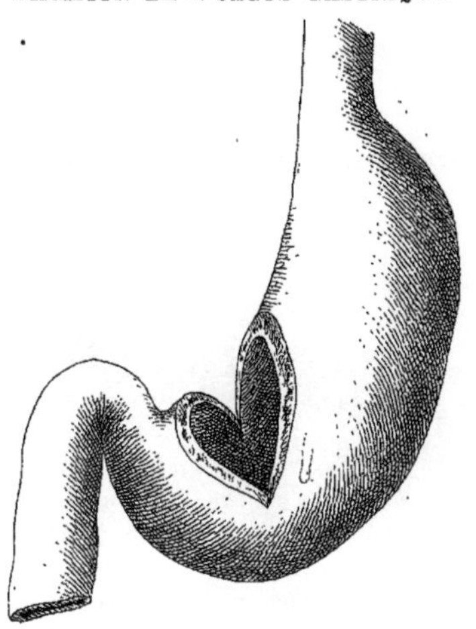

FIG. 53. — **Ulcus de la petite courbure gastrique qui a été excisé.** — Les deux lèvres gastriques vont être rapprochées du haut en bas (opération souvent difficile et rarement indiquée). La thermo-cautérisation est plus facile que la résection au bistouri.

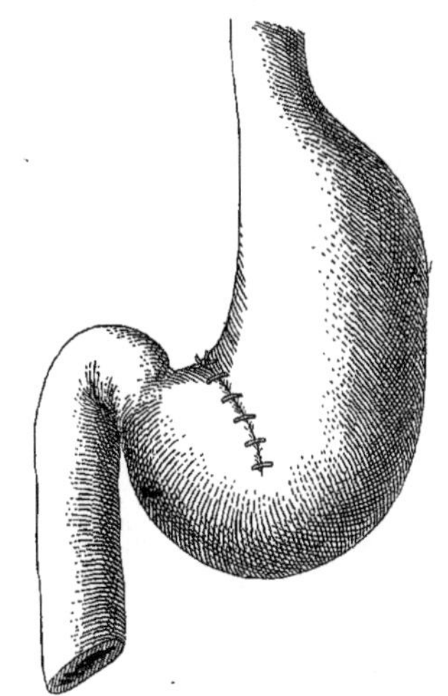

FIG. 54. — **Ulcus de la petite courbure.** — Réséqué et suturé (rarement indiqué).

GASTRECTOMIE POUR ULCUS GASTRIQUE

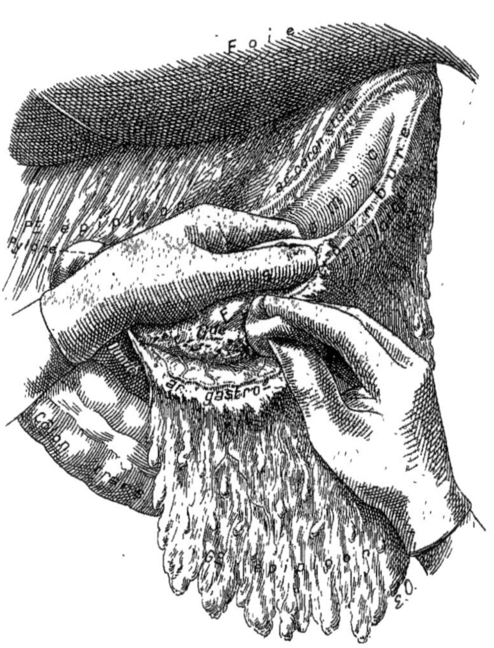

Fig. 55. — **Dépouillement de la grande courbure de l'estomac** (Témoin). — L'opérateur saisit à pleine main la paroi gastrique. L'extrémité des doigts de la main gauche forme billot (visible sous la lettre « E » dans « estomac »). La main droite frotte avec une compresse et arrache le grand épiploon. Les points ecchymotiques montrent les points des vaisseaux arrachés.

muqueuse sur la grosse tubérosité. Le fil supérieur suivra la petite courbure ; les deux autres seront placés à un ou deux centimètres plus bas que le précédent ; la grande courbure et le « prépylore » doivent rester libres. Badigeonnage iodé pour provoquer des adhérences.

Fermeture de la paroi abdominale. — Le ventre sera fermé en trois plans ; l'aponévrose sera suturée avec du crin de Florence perdu ; la peau réunie aux agrafes de Michel.

Serrage des fils gastriques. — Les trois fils gastro-pariétaux n'ont point été serrés. C'est le moment de les nouer progressivement sur deux compresses qui formeront matelas.

SUITES. — Laisser le malade au régime liquide pendant quatre ou cinq jours; les fils gastro-pariétaux seront enlevés du quinzième au dix-huitième jour ; le malade se lèvera le vingt et unième jour ; le soulagement est généralement rapide ; quelquefois il se produit de l'intolérance gastrique pendant plusieurs jours ; ce qui frappe le malade, c'est au lever la disparition de la sensation de pesanteur et la digestion plus facile ; au bout de quelques semaines ou de quelques mois, l'état général s'améliore, le poids augmente, les opérés se trouvent transformés.

Les résultats immédiats sont souvent imparfaits ou nuls ; quelques sujets sont gênés par la plicature gastrique ; il faut plusieurs semaines ou plusieurs mois pour qu'ils « s'adaptent » et se déclarent contents ; quelques-uns ne sont nullement soulagés (1/5). Cet insuccès est souvent explicable par une technique imparfaite, une préparation physique insuffisante, un traitement post-opératoire nul.

Si la laparotomie montre un ulcus gastrique ou duodénal, il faut pratiquer une gastrectomie ou une gastro-entérostomie. Il est possible qu'il soit nécessaire de compléter celle-ci par une gastropexie. Si la base du thorax est trop étroite, il ne faut pas opérer le sujet immédiatement, il faut lui imposer plusieurs mois de culture physique pour élargir sa base thoracique, sinon l'estomac retombera ou se pliera sur place. Si l'abdomen est trop étroit, fixer l'estomac un peu plus bas qu'à l'état normal, puis agrandir ainsi la cavité abdominale aux dépens de la gaîne des grands droits ; inciser la gaîne de ces muscles à 3 ou 4 centimètres de la ligne médiane, rabattre vers le milieu les deux volets aponévrotiques qui seront suturés aux crins ; il restera ainsi entre ces deux muscles une bande aponévrotique qui élargira la paroi.

GASTRECTOMIE POUR ULCUS GASTRIQUE

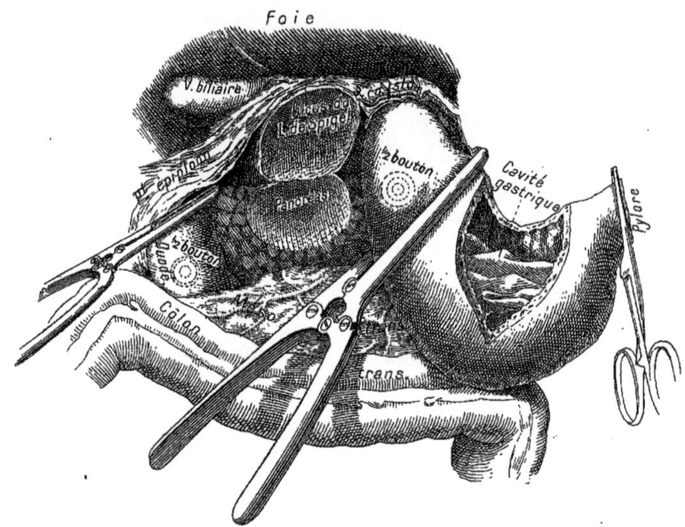

Fig. 56.— **Grand ulcus térébrant adhérent au foie et au pancréas.**— Le fond d'ulcéré est abandonné dans le ventre après avoir été frotté à l'éther et à l'iode ; une lame d'épiploon sera amenée à sa surface ; le duodénum est écrasé à l'union de sa première et de sa seconde portions. Une pièce du bouton est jetée dans la poche gastrique et l'autre dans le bout duodénal. Ces pièces seront coaptées après percement des parois gastrique et jéjunale au thermo. L'estomac est rempli par une compresse de gaze pour éviter l'écoulement au cours de l'opération. Le moignon gastrique sera réduit après la fermeture de l'estomac ; le bouton rendra l'anastomose facile. La pièce duodénale va être refoulée par le doigt jusque dans le jéjunum avant d'être coaptée.

GASTRECTOMIE POUR ULCUS

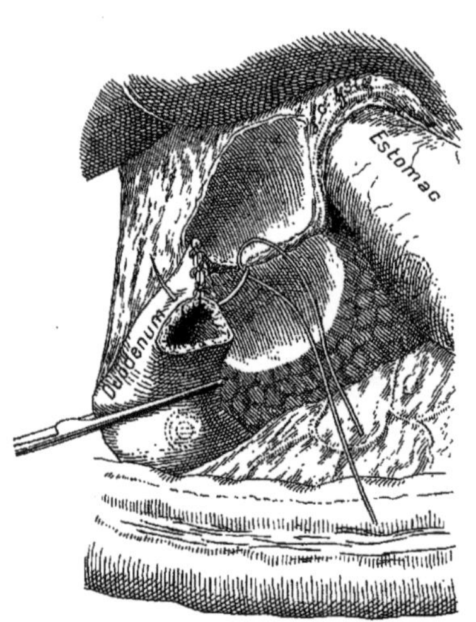

FIG. 57. — **Ulcus, gastrique térébrant adhérent (pancréas et foie).** — La portion gastrique ulcérée a été réséquée. Une pièce du bouton est visible dans le duodénum et dans le moignon gastrique ; ces deux pièces seront coaptées après percement d'un trou dans l'estomac et le jéjunum. L'artère coronaire stomachique est liée deux fois. Le duodénum a été coupé au ras de l'ulcération pancréatique. La paroi duodénale n'existe plus du côté du pancréas. Comme il est impossible de l'enfouir sous un surjet ou une bourse, des points séparés rapprochent le pancréas scléreux de la paroi duodénale trop courte. Cette suture insuffisante devra être recouverte d'un lambeau d'épiploon.

La gymnastique abdominale et thoracique sera toujours associée à l'opération et comblera l'espace intermusculaire restant. Si le colon ascendant et descendant est soudé au colon transverse, choisir entre une **coléctomie** ou une **gastropexie** complétée par une **cœco-sigmoïdostomie** ou faire la libération simple des anses coliques et la compléter par la **colo-gastropexie.**

Si le foie est abaissé, mais réductible, faire une **hépatopexie.**

Ne jamais faire une gastro-entérostomie simple, sauf s'il y a sténose du pylore et du duodénum ; l'estomac prolabé et anastomosé ne se videra pas mieux ; les malaises augmenteront. Il faudra réopérer le patient et supprimer la gastro-entérostomie.

L'opération donne 1 à 2 % de mortalité, par suite de certains états graves que le chirurgien consent à opérer. Les trois quarts de ces opérés ont des résultats excellents, un retour à la santé assez important pour leur permettre de reprendre leur vie normale ; c'est à peu près la proportion que j'ai constatée pour moi-même. **Le chirurgien n'oubliera pas que les ptosiques graves font de l'acidose.** Il recherchera donc l'acide diacétique dans l'urine. Si la recherche est positive, il soumettra le sujet à une cure de liquides alcalins et sucrés avant d'opérer. Faute de cette recherche, il s'expose à opérer un malade acidosique ; la mort pourrait survenir dans les suites opératoires. Résultat plutôt fâcheux à la suite d'une opération qui ne doit pas être plus grave qu'une cure de hernie.

Ne pas promettre au gastroptosique une guérison immédiate et sûre comme après l'ablation d'un fibrome utérin ou d'une vésicule calculeuse. Il ne faut pas considérer les

ptosiques comme atteints d'une lésion purement locale, qu'on peut guérir par l'opération
seule. Ils présentent un état pathologique
complexe : insuffisance des glandes abdominales (foie, surrénales, etc.), dégénéres-
cence des tissus, déséquilibre du système
nerveux ; il faut souvent qu'ils soient soignés pendant des mois et des années pour
corriger chacun des troubles qui dépendent des
causes diverses; il faut les soumettre à une thé-
rapeutique harmonique et complète, opothé-
rapie hépatique et surtout **surrénale,** grand
air, culture physique, **rééducation psychique,** massage, hygiène alimentaire et générale.

Le traitement de la ptose gastrique,
colique, rénale, n'est pas simple comme la
cure d'un adénome prostatique ou d'un
goître ; il s'agit d'un cas d' « **orthopédie
abdominale** ». La cure de la ptose est assi-
milable à celle d'une scoliose ou d'un pied
plat. L'opération est un **épisode** thérapeu-
tique, un temps souvent nécessaire et qui
doit être correctement exécutée, mais ce
n'est qu'un des temps de la guérison. L'orthopédie du ventre, comme l'orthopédie des
membres nécessite la coopération du médecin, du malade, du masseur... et du temps.

Dans quelles limites chacun de ces agents
sera-t-il efficace ? Ce court travail ne peut
envisager chaque cas en particulier. Sur
trente opérés, l'opération seule n'a donné
six insuccès thérapeutiques complets (1/5
des cas) et vingt-quatre améliorations ou
guérisons. Le médecin qui revoit ses opérés
constate trois phénomènes objectifs :

a) Engraissement et aspect général meilleur ;

b) Ralentissement du pouls dans la
station debout (80 au lieu de 120 dans un cas
de Leven) ;

GASTRECTOMIE POUR ULCUS

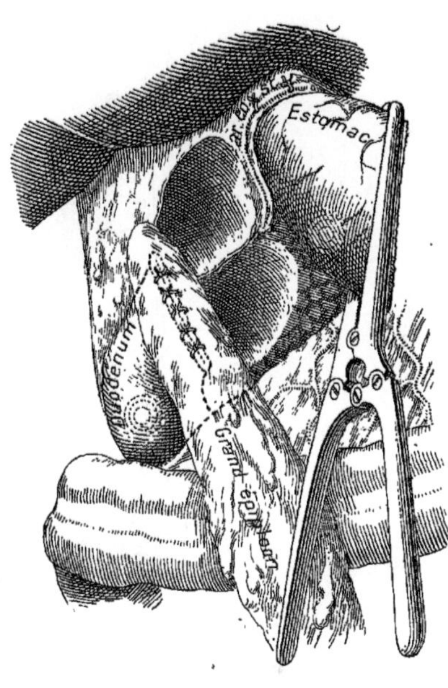

FIG. 58. — **Ulcus térébrant de l'estomac ayant pénétré dans le foie et le pancréas.** — Les deux ulcé-
rations sont abandonnées à elles-mêmes après avoir
été iodées. L'artère coronaire stomachique a été liée
deux fois. L'estomac est écrasé, puis sera fermé en
cul-de-sac. Le bouton de Murphy se voit, en deux
parties dans l'estomac et le duodénum. Le duodénum
a été suturé (voir fig. 54) par points séparés; la suture
a été consolidée par un fragment épiploïque.

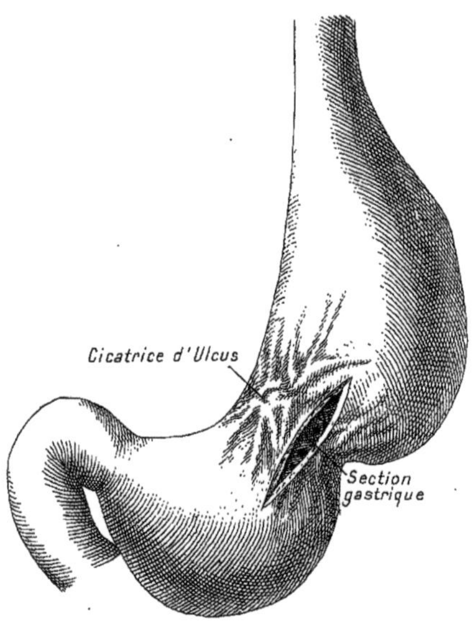

Fig. 59. — **Estomac en sablier.** — Section de la cicatrice en long. Mauvaise opération, à déconseiller.
Préférer la gastrectomie.

c) Retour de l'estomac à sa place normale.

Quand les malades seront bien étudiés,
bien sélectionnés, bien préparés, bien suivis,
bien soignés (gymnastique, physiothérapie,
organothérapie, hépatique et surrénale,
massage, rééducation), les résultats impres-
sionnants (environ 1/3 des cas) seront plus
nombreux.

SOINS PRÉPARATOIRES AUX OPÉRATIONS GASTRIQUES.

Les malades opérés pour affection gastrique peuvent présenter des complications
graves qui chargent lourdement certaines
statistiques. Le pronostic est prodigieuse-
ment amélioré quand le diagnostic est méti-
culeusement établi, l'indication judicieuse-
ment posée, la technique bien réglée pour
chaque cas particulier, les soins préparatoires
et consécutifs donnés par un personnel
compétent et dévoué.

La chirurgie gastrique **exige** la collaboration étroite du médecin, du chirurgien
et de l'infirmière. Plus ce groupe complet
aura l'expérience de ces interventions spé-
ciales, meilleurs seront les résultats. Le
médecin compétent donne à l'opérateur un
diagnostic précis ; il formule l'indication
et souvent évalue la résistance du patient
vis-à-vis de l'intervention palliative ou
radicale. Le chirurgien doit être entraîné
à une technique qui nécessite à chaque
minute l'attention la plus complète ; la
moindre faute peut être fatale au malade.
L'infirmière doit être dévouée, intelligente
et ferme. Chaque opération technique néces-

site en moyenne huit jours de réparation
et huit jours de soins post-opératoires délicats.

Le malade subira le nettoyage qui convient à toute opération ; la peau sera décapée
dans un bain savonneux ou à l'essence
minérale ; les ongles des doigts et des orteils
seront rasés; les dents détartrées et iodées;
la bouche fréquemment rincée à la liqueur de
Labarraque. Les cheveux et la barbe taillés.
L'infirmière recherchera dans l'urine l'albumine, le sucre et l'**acide diacétique.**

GYMNASTIQUE RESPIRATOIRE.
— Entraîner le sujet à respirer à fond par le
nez, environ six fois toutes les heures.

DÉSINFECTION DU NEZ. — Remplir les narines d'huile résorcinée ou goménolée.

ÉVACUATION DE L'INTESTIN. —
Si le malade est faible, si son pylore est
bouché, ne pas le purger. S'il est résistant et
si le pylore fonctionne bien, donner une purgation à la « Guelpa » : 40 grammes de sulfate
de soude dans un litre d'eau chaude, à
boire en l'espace d'une demi-heure ou trois
quarts d'heure. Purgation deux jours de
suite. Pendant ces deux jours, faire absorber
trois ou quatre litres de liquides sucrés ou
alcalins (eau de Vichy artificielle, jus de
fruits, sirops de fruits, tisanes sucrées).

Si la préparation doit durer plusieurs
jours ou plusieurs semaines, il faudra réalimenter le malade après le troisième jour. Si
le sujet ne peut être purgé, il faudra lui
faire, pendant trois jours de suite, des
lavages d'intestin (un par jour) de la
façon suivante : 100 grammes d'huile administrée par l'anus avec une poire de caoutchouc ; puis 1 lit. 1/2 d'eau chaude sera
introduit lentement ; celui-ci sera évacué

STÉNOSE MÉDIO-GASTRIQUE
GASTRO-ENTÉROSTOMIE

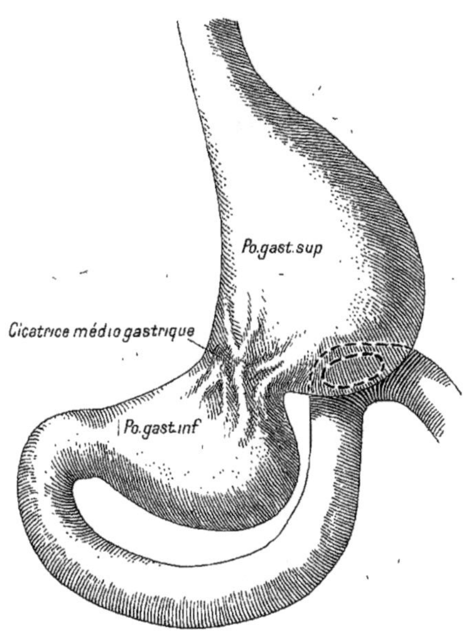

FIG. 60. — **Estomac en sablier.** — Gastro-entérostomie entre la poche supérieure et le jéjunum. Peut-être employé comme premier temps préparatoire quelques semaines avant la gastrectomie.

STÉNOSE MÉDIO-GASTRIQUE ET DUODÉNALE

GASTRO-GASTROSTOMIE
AVEC GASTRO-ENTÉROSTOMIE

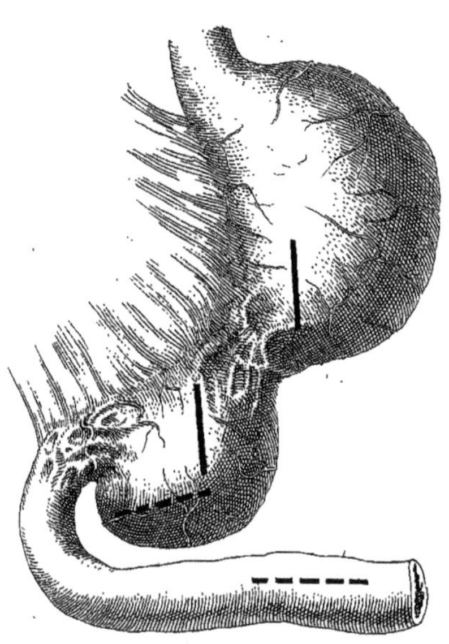

Fig. 61. — **Estomac en sablier avec ulcère duodénal.** (cas dessiné d'après nature). — Les traits pleins verticaux indiquent les deux sections qui vont réaliser une gastro-gastrostomie ; les traits pointillés horizontaux indiquent les ouvertures d'une gastro-entérostomie. Cette opération n'est à conseiller qu'à titre de premier temps préparatoire chez un cachectique. La gastrectomie d'emblée ou comme deuxième temps convient à ces cas.

immédiatement. Pas de lavages d'intestin la veille de l'opération, le dernier lavement sera administré l'avant-veille.

LAVAGES D'ESTOMAC. — Le lavage d'estomac désinfecte la cavité gastrique ; il sert surtout à entraîner le patient à subir le lavage sans difficultés et sans effort, s'il devient nécessaire après l'opération. Si le patient, en effet, n'est pas entraîné, c'est pour lui une cause de shock ; faire un lavage par jour, se servir d'eau salée ou oxygénée (cancer ulcéré à désinfecter).

SURVEILLANCE DE LA PEAU DU SACRUM. — Si le malade est maigre, veiller sur la saillie du sacrum pour éviter une eschare ; placer un rond de caoutchouc sous le siège ; le changer fréquemment de place ; frotter la peau à l'alcool ou à l'essence minérale. Craindre et éviter l'eschare sacrée.

NOURRITURE. — Si la préparation du sujet doit durer plusieurs semaines, il faut le nourrir avec des substances hydrocarbonées et alcalines. Si le pylore est imperméable, toute nourriture sera inutile ; se contenter alors de l'alimentation sous-cutanée et rectale. Comme aliments, administrer des boissons alcalines et sucrées ; des corps gras, fécule, riz, purée, etc... Recommander la mastication de tout aliment, même liquide pour entraîner les glandes à la salivation.

BOISSONS. — Si le pylore est encore perméable, faire absorber une grande quantité de boissons chaudes alcalines et sucrées (tisanes de fruits, pruneaux, figues, sirops coupés d'eau, eau de Vichy artificielle).

INSTILLATION RECTALE ALCA-LINE ET SUCRÉE. — Si le pylore est rétréci, le sujet devra être hydraté « neutra-lisé » et nourri par l'instillation rectale (2 à 3 litres par jour). Chaque litre contiendra 50 grammes de sucre et 10 grammes de bicar-bonate de soude.

SÉRUM D'ENRIQUEZ. — Chez les sujets déprimés qu'il faut opérer rapidement et qui ne peuvent être préparés pendant huit ou dix jours, il faut faire des injections intra-veineuses de sérum hypertonique gly-cosé (Enriquez) à 300/1000. Une injection la veille et une le matin même de l'intervention.

TRAITEMENT PSYCHIQUE. — L'inquiétude, l'insomnie, l'angoisse, la dou-leur provoquent l'acidose ; il faut calmer le malade, le rassurer et surveiller son entou-rage afin qu'il n'abaisse pas son moral.

CALMANTS ET HYPNOTIQUES. — L'insomnie provoque de l'acidose et vide le potentiel vital du malade ; il faut que celui-ci dorme. Donner des bains chauds, l'isoler, le calmer, sinon administrer 2 à 3 gr. de bromure de sodium par jour. Si ce n'est pas suffisant, recourir au véronal, voire même à la morphine. Il est préférable de ne pas faire usage des drogues toxiques mais mieux vaut leur emploi que l'insomnie.

STATION ASSISE. — Le malade devra rester dans la position assise, pour s'entraîner à garder cette situation si utile après l'intervention ; il y sera entraîné comme à la gymnastique respiratoire et aux lavages d'estomac.

Pendant l'opération, injecter sous les seins et dans l'aisselle, 2 litres de sérum glu-

STÉNOSE PYLORIQUE ET MÉDIO-GASTRIQUE

GASTRO-GASTROSTOMIE
ET GASTRO-ENTÉROSTOMIE

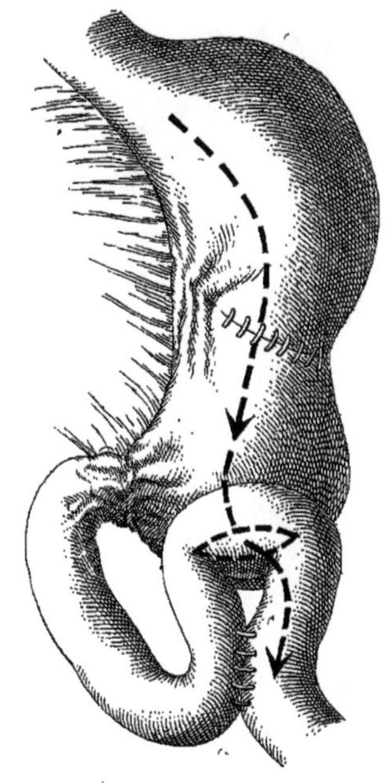

Fig. 62. — **L'opération annoncée par la figure 3, terminée.** — La flèche en pointillé montre le trajet suivi par les aliments. Cette opération que nous avons faite deux fois nous a donné des ulcères peptiques dix-huit mois et vingt-trois mois après. A déconseiller comme opération définitive.

GASTRECTOMIE SECONDAIRE
POUR ULCUS PEPTIQUE

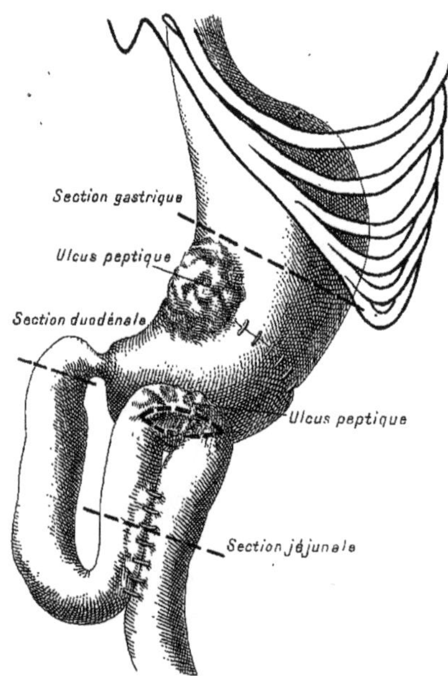

Fig. 63. — **Ancien estomac en sablier, traité par gastro-gastrostomie,** complétée par gastro-entérostomie antérieure et jéjuno-jéjunostomie. Deux ulcus peptiques se sont produits un an plus tard. Le pointillé montre les portions qui vont être supprimées.

(Voir la suite de la *Gastrectomie Secondaire pour Ulcus Peptique*, page 59).

cosé avec une forte aiguille. Entourer d'ouate les membres inférieurs, supérieurs, la poitrine, etc

INSTRUMENTATION POUR OPÉRATIONS GASTRIQUES. (Gastrectomie).

2 bistouris ;

2 paires de ciseaux (courbes et droits) ;

1 pince à disséquer ; 4 pinces de Kocher ;

4 pinces hémostatiques de Doyen ;

2 clamps de Richelot ; 1 sonde canelée ;

2 pinces de Chaput ;

2 écraseurs de Martel, de Gudin ou de Mayo ;

1 aiguille à manche de Doyen ;

1 porte-aiguille ;

1 pince jumellée de Témoin, d'Abadie ou de Walther ;

4 ou 5 pinces montées avec des petits tampons d'ouate ;

1 écarteur Hartmann ou valve vaginale ;

1 passefil Deschamps ;

1 bouton de Murphy fonctionnant bien ;

4 petites aiguilles droites de gantier ;

4 petites aiguilles courbes ;

1 capsule porcelaine avec éther ;

1 capsule porcelaine avec teinture d'iode à 10 % ;

Compresses abdominales ;

Petites compresses ;

Crin de Florence, extra-fort ;

Catgut chromé 000 ;

Catgut ordinaire 1 et 0 ;

Fil de lin fin et solide ;

1 coussin sous l'extrémité inférieure des côtes ;

Matériel d'anesthésie locale et rachidienne ;

Tubes d'Hypnéthyléther de Pellot ;

Gants de Chaput.

CHIRURGIE DE L'ESTOMAC

ANESTHÉSIE RÉGIONALE

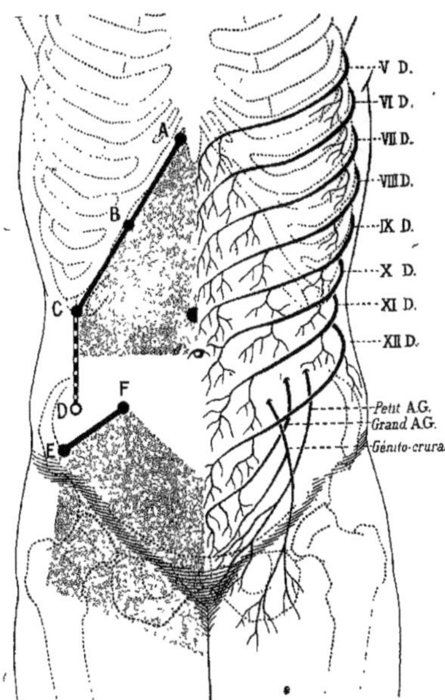

FIG. 64. — **Anesthésie para-costale, costo-iliaque et para-iliaque** (PAUCHET et SOURDAT). —
Insensibilisation de toute la paroi abdominale (zône anesthésiée en gris) ; à droite, nous voyons les filets intercostaux qui innervent la paroi abdominale et plus bas les deux nerfs abdomino-génitaux et génito-crural (direction verticale) ; à gauche de la figure A, B, C, indiquent l'infiltration para-costale d'une tranche de muscles et de peau (estomac, foie, duodénum) ; C, D, anesthésie de la paroi pour les opérations du colon droit ; E, F, sert aux opérations cœcales, appendicitaires et aux cures de hernie inguinale.

Dose d'anesthésique : Région A, B, C, D : 50 gr. Néocaïne-Surrénine à 1/100.

Dose d'anesthésique : Région E, F : 50 grammes Néocaïne-Surrénine à 1/200.

ANESTHÉSIE RÉGIONALE

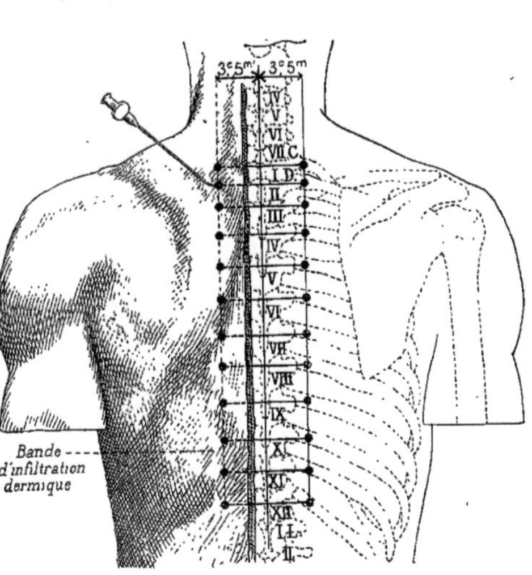

FIG. 65. — **Anesthésie paravertébrale dorsale** (PAUCHET et SOURDAT). — L'aiguille infiltre une bande de 1 centimètre placée à 35 millimètres de la ligne médiane ; à travers cette bande anesthésiée, l'aiguille pique et tâtonne. Les points noirs indiquent là où l'aiguille doit piquer pour atteindre la côte, elle contourne son bord inférieur et se dirige à 1/2 centimètre plus en avant et en dedans pour toucher l'anastomose du sympathique. Remarquez que l'angle inférieur de l'omoplate correspond à la 7e apophyse épineuse et l'épine de l'omoplate à la 3e.

Dose d'anesthésique : 5 grammes de Néocaïne-Surrénine à 1 % par trou intravertébral.

CHIRURGIE DE L'ESTOMAC ANESTHÉSIE RÉGIONALE)

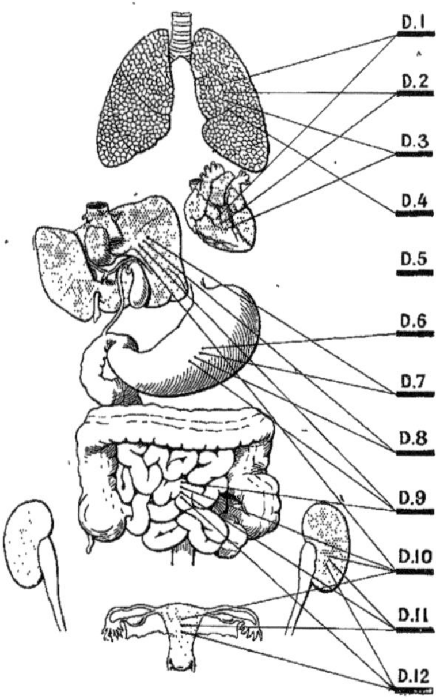

Fig. 66. — **Anesthésie para-vertébrale des viscères** (Pauchet et Sourdat). — Les viscères sont
presque complètement (souvent complètement) anes
thésiés par l'injection des branches dorsales, à l'issue
du rachis Ce schéma indique que pour anesthésier le
rein ou l'utérus, il faut injecter les branches 10, 11, 12 ;
l'estomac, les branches 6, 7, 8, 9 ; le foie, les mêmes
branches plus la 10e

L'opérateur voit d'ici les points d'orsaux qu'il faut
infiltrer pour anesthésier le viscère correspondant. En
pratique, il faut injecter plus haut et plus bas à
cause des parois du tronc (anastomoses). Le poumon,
le rein, les voix biliaires, la rate sont anesthésiés par
l'injection d'un seul cô é. Pour les autres, il faut
injecter de deux côtés.

ANESTHÉSIE.

Une heure avant l'opération, boucher les oreilles, bander les yeux, faire une injection sous-cutanée de scopo-morphine ou de sidérol.

Choisir entre les trois méthodes suivantes :

A) **Rachi-anesthésie.** — On peut employer l'anesthésie générale à la cocaïne (Le Filliâtre). Nous avons personnellement recours à la **Néocaïne** : une ampoule à rachi (Corbière), contient 5 centigrammes de néocaïne et 3 centigrammes de cocaïne. On peut employer toute l'ampoule. L'anesthésie dure assez longtemps pour faire une gastrectomie. La ponction sera faite entre deux vertèbres lombaires ; généralement la deuxième et la troisième. Une aiguille de 7 à 8 centimètres suffit. Ponctionner sur la ligne médiane. Laisser couler 10 à 15 centicubes de liquide céphalo-rachidien et injecter lentement. Aspirer et injecter, de façon à faire le **mélange** de la néocaïne avec le liquide céphalo-rachidien. Le sujet est couché sur le dos immédiatement après ; le bassin est soulevé de 10 ou 15 centimètres ; la tête fortement fléchie sur le thorax, de façon à ce que le milieu du dos soit au contact de la table. Deux ou trois minutes de cette position suffisent. Nous n'avons pas généralement recours à ce procédé, nous préférons l'anesthésie mixte, car moins la dose d'anesthésie est grande pour une rachi-anesthésie, moins le sujet est éprouvé.

B) Anesthésie mixte : **Rachidienne et Locale.**

a) Rachidienne, dorso-lombaire. Enlever 5 à 10 centicubes de liquide céphalo-rachidien par une ponction lombaire entre la douzième dorsale et la première lombaire ;

MATÉRIEL POUR LA RACHI-ANESTHÉSIE

(GASTRECTOMIE POUR ULCUS ADHÉRENT)

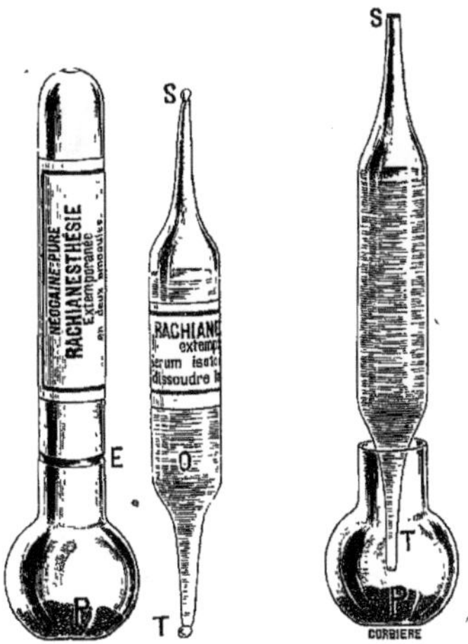

FIG. 67.   FIG. 68.

FIG. 67 et FIG. 68. — L'ampoule E contient l'anesthésique en poudre stérilisée ; l'ampoule O renferme le sérum isotonisant pour dissoudre l'anesthésique. Au moment de l'emploi (fig. 00) on verse le contenu de l'ampoule S dans l'ampoule P (Corbière) ; la dissolution est immédiate et fournit 2 centimètres cubes de solution à 4 %. **On peut remplacer avantageusement le sérum isotonisant par du liquide céphalo-rachidien.**

ANESTHÉSIE LOCALE

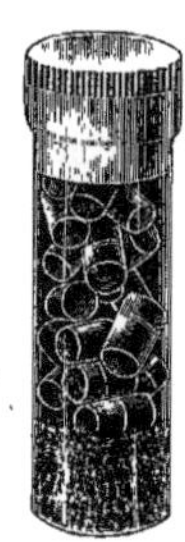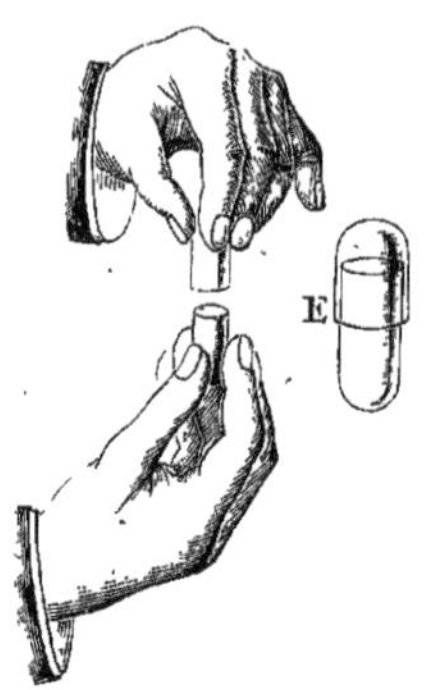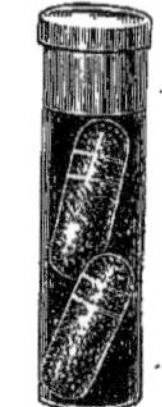

Tube
de 20 gélules
de 0 gr. 05.

Tube
de 2 gélules
de 0 gr. 50.

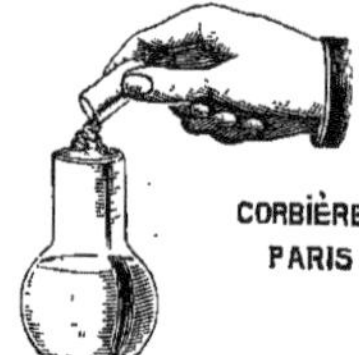

Fig. 69. — Préparation extemporanée d'une solution de
néocaïne-surrénine. — L'anesthésique contenu
dans la gélule E est introduit, au moment du besoin,
dans une ampoule matras de sérum isotonisant S. La
dissolution est instantanée.

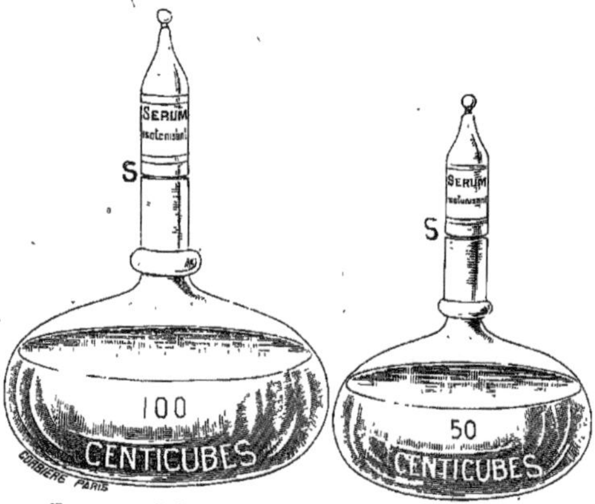

Fig. 70. — Ballons de **Néocaïne-surrénine** en solution stérile pour conservation de longue durée.

y injecter, avec une aiguille de 6 centimètres, la moitié du contenu d'une ampoule de néocaïne ; l'anesthésie durera une demi-heure à trois quarts d'heure, ce qui est suffisant pour libérer un ulcère, une tumeur, seul temps douloureux et pour lequel la rachi opère l'analgésie. Les sutures gastriques sont indolores.

b) Infiltration locale sur la ligne médiane; cette anesthésie durera une heure et demie et rendra la suture de la paroi indolore.

C) **Anesthésie mixte : Locale à la Néocaïne et Chlorure d'Ethyle,** à employer pour les laparotomies exploratrices, les gastro-entérostomies ou chez les sujets cachectiques.

a) **Locale.** La peau et l'aponévrose sont infiltrées depuis l'ombilic jusqu'à l'appendice typhoïde, par une solution de **néocaïne-surrénine**, à $1/200$; 50 cmc suffisent. Puis le ventre étant ouvert nous infiltrons le ligament gastro-hépathique de 50 à 60 centicubes de solution à 1%.

b) **Chlorure d'Ethyle.** Cette demi-narcose n'est pas toujours nécessaire. Si le malade souffre, lui faire inhaler quelques bouffées de chlorure d'éthyle ; il reprend connaissance dès que le temps douloureux est passé et l'opération continue sur un sujet éveillé et conscient.

Pour les anesthésies mixtes, nous conseillons l'emploi de l'appareil du Docteur Pellot (Hypnéthyliseur) qui utilise un chlorure d'éthyle spécial.

DÉTAILS TECHNIQUES.

A recommander au chirurgien :

Pendant l'opération, badigeonner à la teinture d'iode les tranches de suture, avant de les enfouir. Se servir de catgut chromé oo

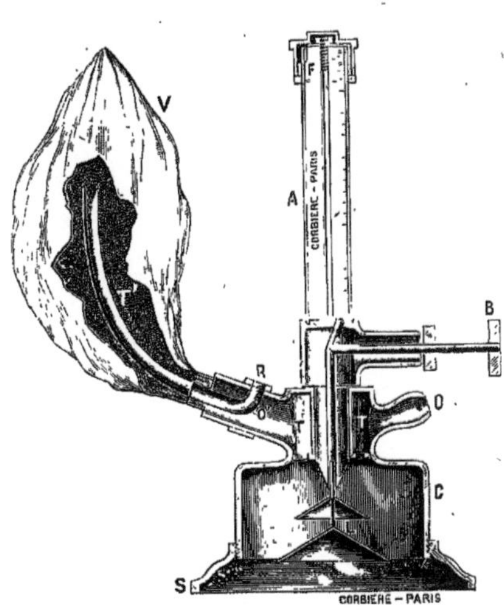

FIG. 71. — **Coupe de l'Hypnéthyliseur du Dr Pellot.**

A. — Manchon gradué pour le jaugeage du mélange anesthésique spécial **(Hypnéthyléther)**.

B. — Robinet pointeau qui règle le débit du mélange.

T T'. — Tourtillon et vessie où s'opère le mélange de l'air et des vapeurs anesthésiques.

C. — Cloche avec ses diffuseurs L, qui reçoivent l'**Hypnéthyléther** et règlent la dispersion de ses vapeurs.

L'**Hypnéthyliseur** ne présente ni clapet, ni valve, ni soupape susceptibles de se bloquer et de causer des surprises.

ANESTHÉSIE MIXTE

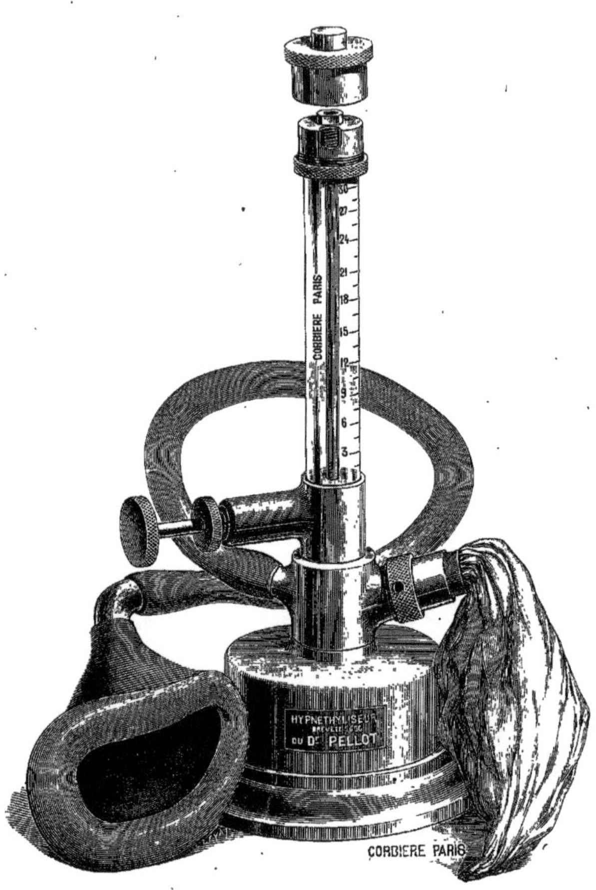

Fig. 72. — **Hypnéthyliseur du Docteur Pellot, pour l'anesthésie sans shock, par l'hypnéthyléther.** — (Chlorure d'éthyle à tension de vapeur atténuée et à action renforcée). — A utiliser dans le cas où l'anesthésie pariétale seule a été faite et qu'il est nécessaire de pratiquer une manœuvre intra-abdominale douloureuse.

pour les sutures perforantes et non de fil de lin ou de soie. Changer de gants avant de suturer la paroi. Soigner la fermeture du duodénum ; s'il y a un doute sur son étanchéité, appliquer un lambeau d'épiploon. L'anastomose gastro-intestinale sera faite avec soin. En cas de gastro-entérostomie, l'anse intestinale ne sera ni trop longue, ni trop courte, ni tordue ; soigner l'hémostase dé la tranche gastrique ou intestinale ; pour la suture totale, recourir au point de feston serré. Si le pancréas est touché, ne pas le laisser dénudé, le couvrir d'un vêtement d'épiploon, fixé par quelques points. Agir avec **des mains douces,** ne pas tirer sur les tissus, ni les contusionner avec les doigts ou les instruments.

GASTRECTOMIE SECONDAIRE POUR ULCUS PEPTIQUE

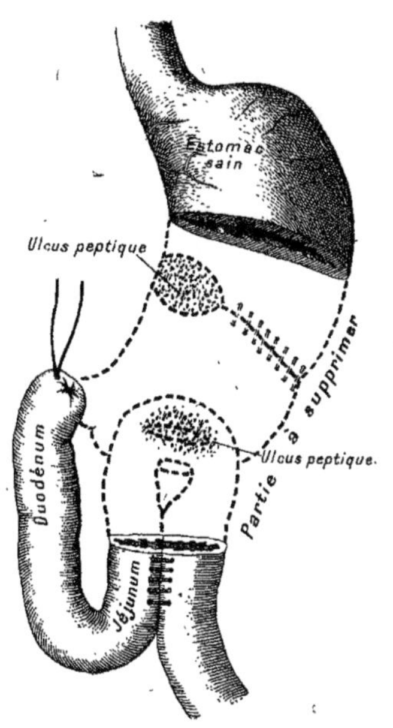

Fig. 73. — **Ancien estomac en sablier. Traité par gastro-gastrostomie et gastro-entérostomie.** — Le résultat a été deux ulcus peptiques ; l'un sur l'anastomose gastro-gastrique, l'autre sur la bouche gastro-entérostomique. La seconde opération a consisté à supprimer une partie de l'estomac et du jéjunum.

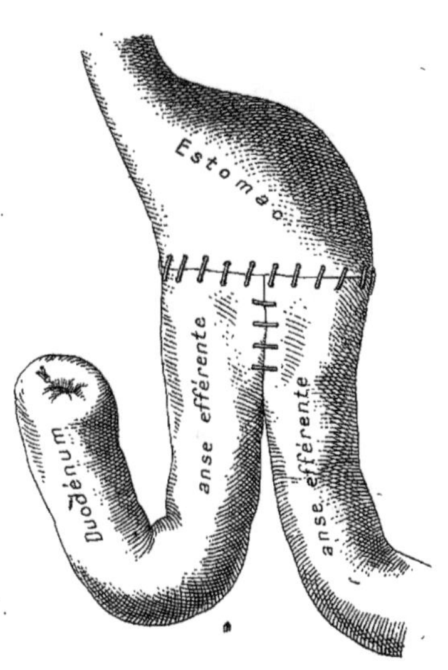

Fig. 74. — **Gastrectomie large sur un estomac en sablier ulcéré,** ayant subi la gastro-entérostomie et la gastro-gastrostomie. Récidive des accidents par formation de deux ulcères peptiques. L'anse gastro-jéjunale a été coupée avec l'estomac. Les deux anses jéjunales, en canon de fusil, ont été implantées dans le moignon gastrique.

GASTRECTOMIE POUR
STÉNOSE MÉDIO-GASTRIQUE

DÉPOUILLEMENT DE LA GRANDE COURBURE

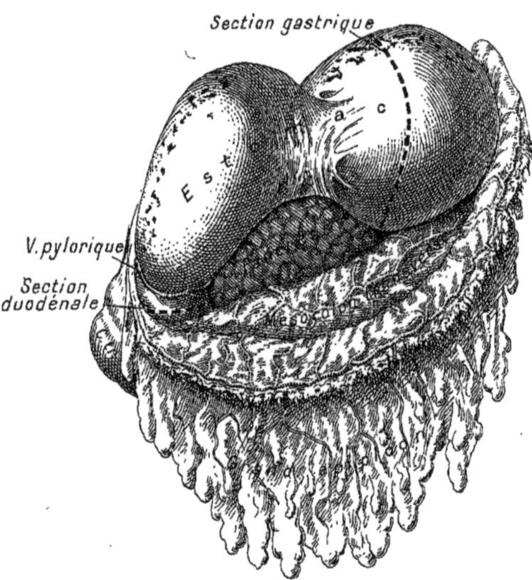

FIG. 75. — **Estomac en sablier.** — Le pointillé de la grande courbure indique des taches ecchymotiques dues à l'arrachement du grand épiploon par la compresse ; au milieu se voit la cicatrice d'un ulcus de la petite courbure. Les pointillés indiquent les futures sections duodénale et épiploïque.

SOINS CONSÉCUTIFS AUX OPÉRATIONS GASTRIQUES.

VOMISSEMENTS. — Tant que le malade vomit, il faut laver l'estomac une, deux, trois fois par jour, jusqu'à ce que le liquide ressorte clair. Se servir d'eau salée chaude ou légèrement oxygénée

Dès que l'opéré ne vomit plus, il peut boire; sinon se contenter d'alimentation rectale et sous-cutanée

ALIMENTATION. — Dès que les boissons passent, laisser le sujet absorber à discrétion des boissons alcalines, sucrées, du jus de raisin. Laisser boire d'abord par cuillerées à soupe, puis augmenter la dose pour atteindre 2 à 3 litres par jour. Employer des récipients propres pour ne pas infecter la suture intestinale et la bouche. L'alimentation proprement dite avec substances solides commencera après le huitième jour, lorsque la plaie muqueuse sera réunie.

NETTOYAGE DES DENTS ET DE LA BOUCHE. — À surveiller matin et soir comme avant l'opération. Badigeonnage iodé, rinçage de la bouche à la liqueur de Labarraque.

DÉSINFECTION DU NEZ. — Huile résorcinée ou goménolée dans le nez comme avant l'opération.

LAVAGES INTESTINAUX. — Inutiles pendant les deux ou trois premiers jours, sauf si le malade est gêné par les gaz intestinaux. Une canule rectale à demeure est souvent utile à l'échappement des gaz. Lavement évacuateur le troisième ou quatrième jour.

SÉRUM SOUS-CUTANÉ. — Si le malade ne peut absorber d'aliments par la bouche, si la quantité de liquide absorbée par le rectum est insuffisante, il faut injecter sous la peau du sérum glycosé. L'opéré doit absorber 3 litres de liquides sucrés et alcalins par jour sous la peau, par le rectum ou par la bouche.

POSITION ASSISE, pour éviter la stase pulmonaire.

GASTRECTOMIE POUR STÉNOSE MÉDIO-GASTRIQUE

ÉCRASEMENT ET SECTION DE L'ESTOMAC ET DU DUODÉNUM

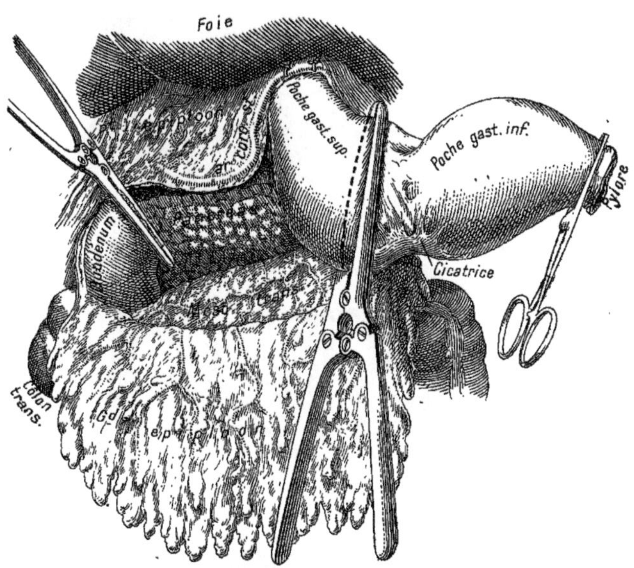

FIG. 76. — **Estomac en sablier. Gastrectomie.** — Le duodénum a été coupé à l'union de sa première et deuxième portions. L'écraseur a été posé sur la portion périphérique et une pince de Kocher sur la portion pylorique ; le grand écraseur a été appliqué sur l'estomac sain, au-dessus de l'étranglement. L'épiploon a été séparé à la compresse par arrachement.

GASTRECTOMIE POUR CANCER (CAS COMPLIQUÉS

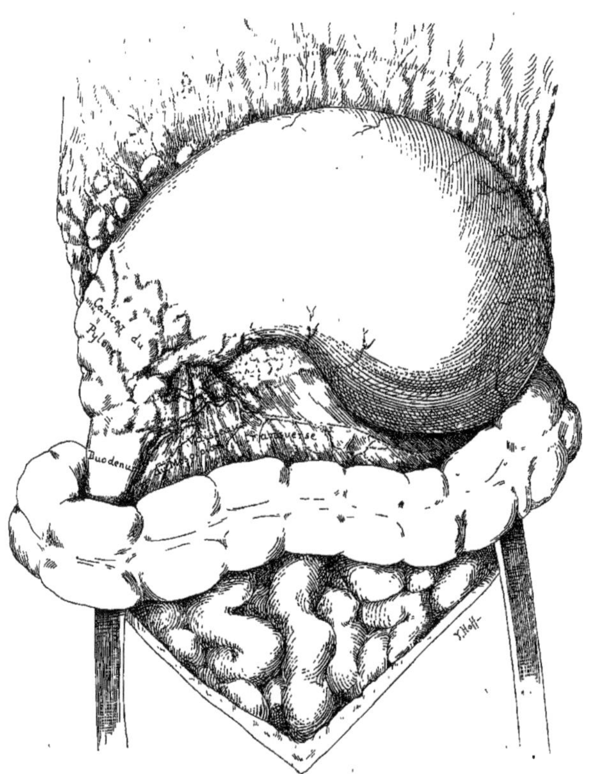

FIG. 77. — **Gastrectomie pour cancer** (Société de
Chirurgie du 5 mars 1919). — Le décollement colo-
épiploïque a permis la libération des ganglions sous-
pyloriques. Il permet d'explorer la face postérieure
de l'estomac et de constater que le néoplasme a envahi
les vaisseaux méso-coliques qu'il sera nécessaire de
réséquer. Si l'adhérence avec ces vaisseaux était
purement inflammatoire, on pourrait les disséquer
au bistouri.

GASTRECTOMIE POUR CANCER (CAS COMPLIQUÉS)

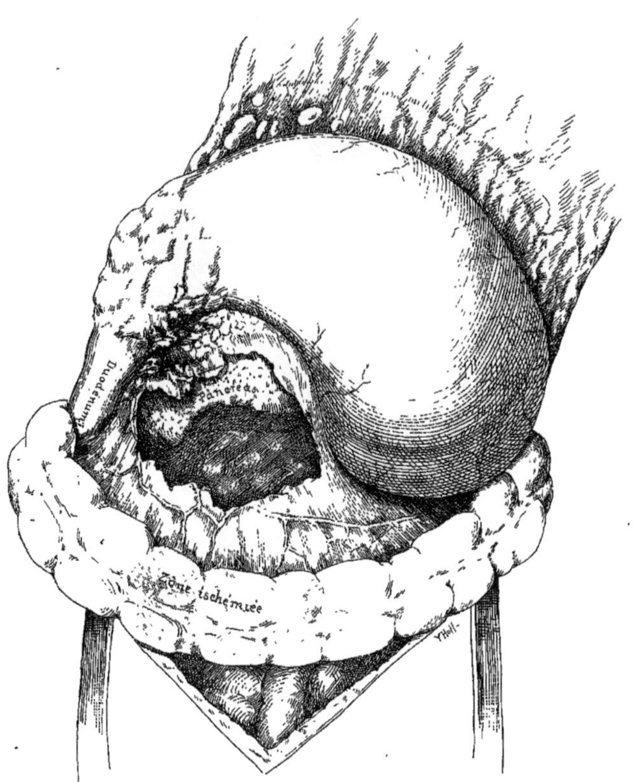

Fig. 78. — **Gastrectomie et résection large du méso-
colon transverse.** (Société de Chirurgie, 5 mars 1919).
— Comme le néo envahissait les vaisseaux méso-
coliques, il a fallu sectionner ce dernier, ce qui produi-
sit l'ischémie d'un segment colique transverse.

GASTRECTOMIE POUR CANCER (CAS COMPLIQUÉS)

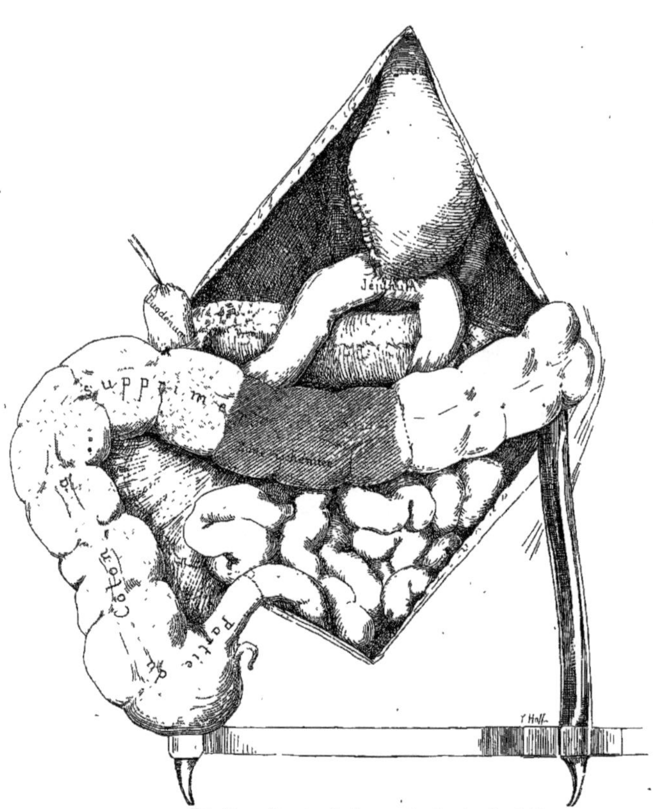

Fig. 79. — **Cancer d'estomac. Gastrectomie et hé-mi-colectomie droite.** (Société de Chirurgie, 5 mars 1919). — La gastrectomie est terminée; le moignon gastrique est anastomosé avec le jéjunum. Le colon présente une zone ischémiée par suite de la résection de quelques vaisseaux méso-coliques. Le procédé le plus simple, le plus rapide, pour réséquer la zone du colon, est de retrancher toute la portion comprise entre les deux lignes pointillées (coecum, colon ascendant et colon transverse).

GASTRECTOMIE POUR ULCUS (CAS COMPLIQUÉS)

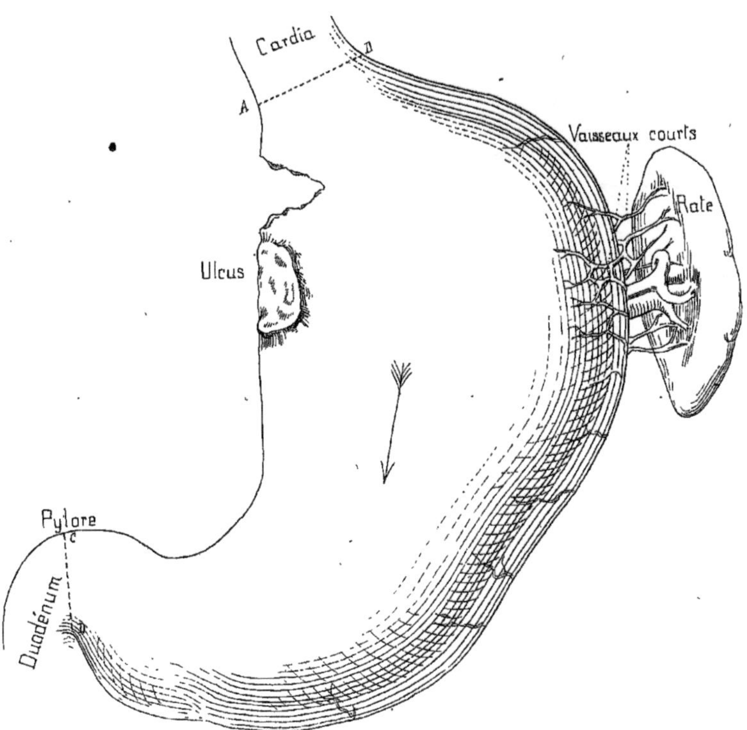

Fig. 80. — **Gastrectomie totale nécessitée par la rupture de l'estomac en amont d'un ulcus, au cours d'une décortication.** (Société de Chirurgie, 5 mars 1919). — Ce procédé peut être employé si l'opération est faite pour un cancer ou un ulcus étendu. Le pointillé A. B. C. D. montre où porteront les sections. La grande courbure se laissera facilement libérer au niveau des vaisseaux courts par l'essuyage à la compresse.

GASTRECTOMIE POUR ULCUS OU CANCER (CAS COMPLIQUÉS)

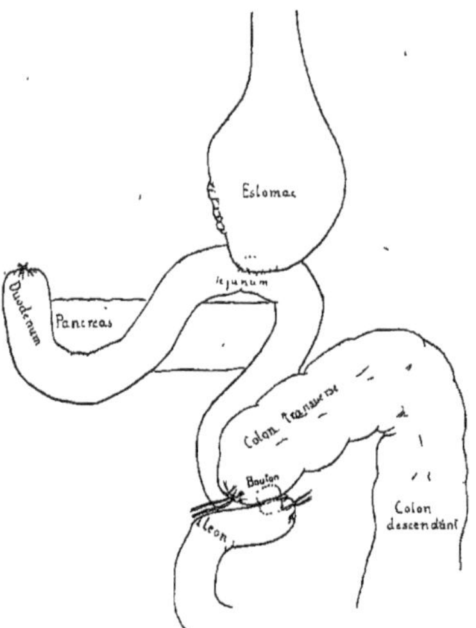

FIG. 81. — **Gastrectomie et hémi-colectomie droite.** (Société de Chirurgie, 5 mars 1910). — La double opération est terminée. L'estomac est anastomosé par suture, l'iléon avec un bouton, comme procédé plus rapide et plus aseptique.

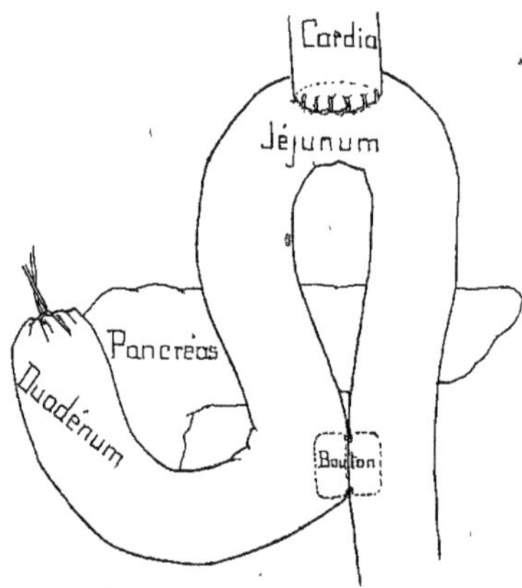

FIG. 82. — **Gastrectomie totale. Œsophago jéjunostomie avec jéjunu-jéjunostomie au bouton.** (Société de Chirurgie, 5 mars 1919).— Opération terminée.

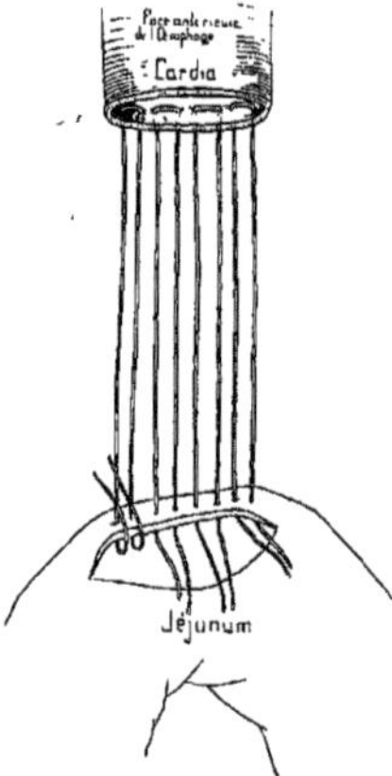

FIG. 83. — **Gastrectomie totale. Œsophago jéjunostomie après gastrectomie.** (Société de Chirurgie, 5 mars 1919).— La façon dont il faut poser les fils.

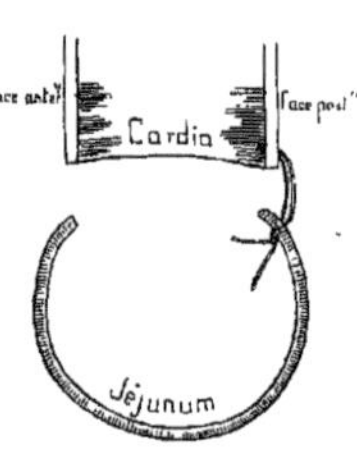

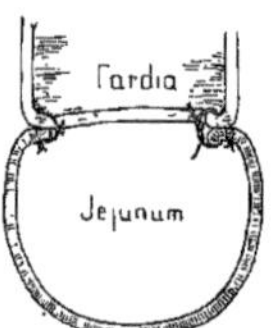

FIG. 84. — Même sujet que 82 vu en coupe verticale.

CHIRURGIE TRAUMATIQUE DE L'ESTOMAC

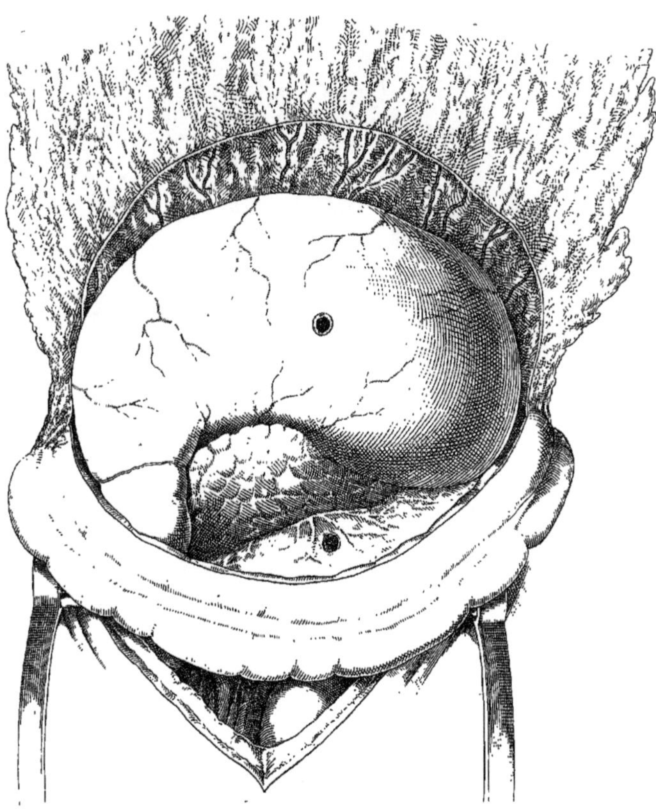

Fig. 85. — **Plaie de l'estomac. Exploration de la face postérieure.** — L'inspection est facile, grâce au décollement colo-épiploïque.

CHIRURGIE TRAUMATIQUE DE L'ESTOMAC

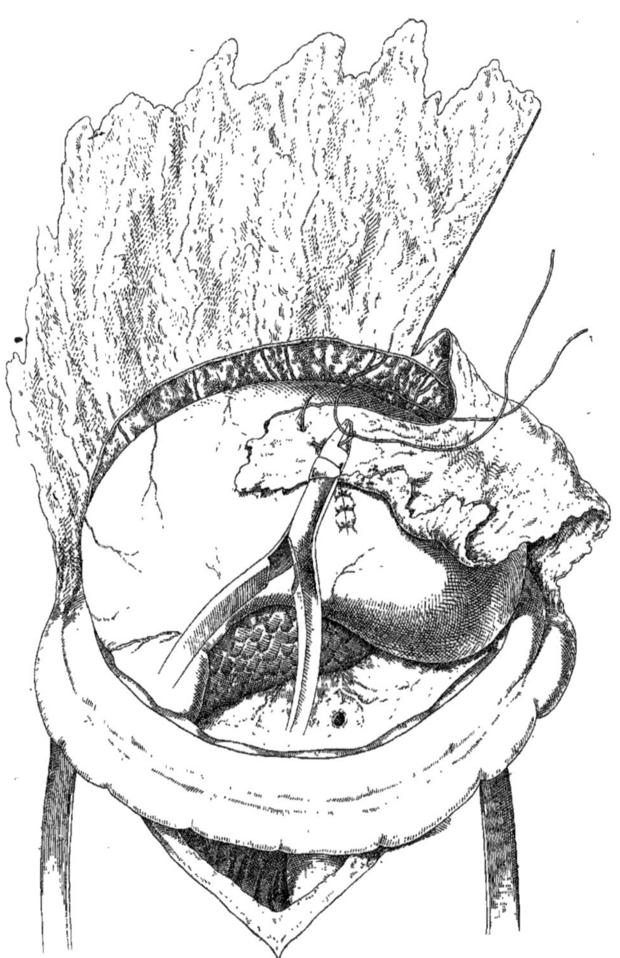

Fig. 86. — Plaie de l'estomac. Suture de la face
postérieure de l'estomac avec épiploo-plastie,
à l'aide de quelques points de catgut.

GYMNASTIQUE RESPIRATOIRE.
— Toutes les heures, cinq ou six mouvements
de respiration nasale et profonde.

SURVEILLER LE SACRUM, les tro-
chanters, pour éviter l'eschare.

Si le malade tousse, **inhalation** de vapeur
d'eau pour que les secrétions se détachent
des bronches. En cas de complications pul-
monaires, oxygène en inhalations ou en
injections sous la peau, ventouses, etc..

COMPLICATIONS POST-OPÉRATOIRES.

HÉMORRAGIES. — Si quelques heures
après l'intervention le malade vomit du
sang rouge ou digéré, ce sang vient de la
tranche viscérale suturée ; laver l'estomac
à l'eau salée chaude, mettre l'opéré dans la
position assise pour provoquer un état demi-
syncopal qui arrête l'hémorragie en abais-
sant la tension vasculaire.

**DÉSUNION DE LA SUTURE VIS-
CÉRALE.** — Complication très rare en
chirurgie de l'estomac et de l'intestin grêle.
Elle se produit de suite après l'opération si
les points ont été mal serrés, ou survient le
quatrième jour par infection des fils. Cette
désunion produit l'hémorragie post-opératoire ou la péritonite par perforation. Pour
l'éviter, le chirurgien fera une suture en
deux ou trois plans. Sur ces trois plans, le
séro-séreux seul sera fait au fil de lin ; le
point qui traversera la muqueuse et la sous-
muqueuse sera un point de feston bien serré
et soigneusement posé. Le ou les plans pro-
fonds seront faits au catgut chromé ooo qui
ne se résorbe ni trop tôt, ni trop tard.

PTOSE

RADIOSCOPIE

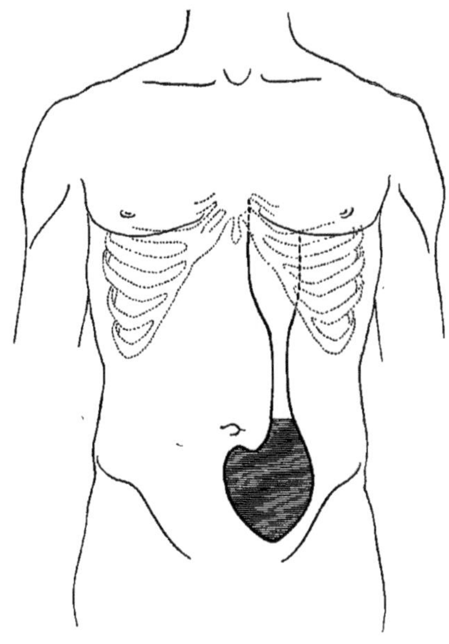

Fig. 87. — **Gastroptose.** — Aspect d'un estomac
ptosé, allongé, avec étranglement à sa partie moyenne
(d'après radioscopie faite à l'hôpital de la Pitié, dans
le service du Dr Enriquez).

PTOSE

GASTROPEXIE. PASSAGE DES FILS DANS L'ESTOMAC ET LA PAROI ABDOMINALE

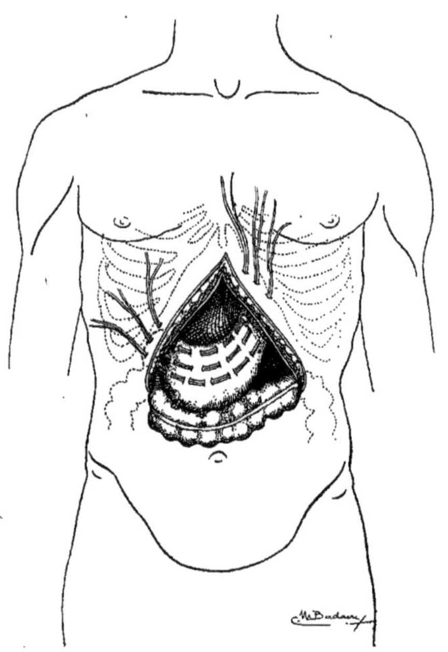

Fig. 88. — **Gastropexie.** — Le colon transverse a déjà été fixé à la grande courbure de l'estomac par quelques points séparés. Les fils gastro-périétaux sont placés. Chaque fil est doublé ; il traverse à la fois l'estomac et toute la paroi abdominale, à gauche au rebord costal, à droite à un travers de doigt de la ligne médiane. Le pylore et la grande courbure doivent rester libres.

L'INFECTION DE LA PAROI ABDOMINALE. — Elle tient à ce que le chirurgien a mal protégé la tranche musculaire du ventre, à ce qu'il n'a pas changé de gants au moment de sa fermeture ; les gants avaient été souillés par l'exécution du surjet muqueux.

CERCLE VICIEUX. — Le malade vomit malgré les lavages gastriques, les boissons ne passent pas dans l'intestin. Le cercle vicieux est dû à ce que la bouche gastro-intestinale fonctionne mal. Elle fonctionne mal parce que l'anse a été tordue ou mal appliquée. L'infirmière saura que le drainage gastrique se fait mal de la façon suivante : elle fera absorber une pilule de bleu de méthylène au malade et le fera boire ensuite ; si les urines sont colorées, c'est que l'absorption intestinale se fait.

DÉHISCENCE DE LA PAROI. — La paroi abdominale peut s'ouvrir spontanément huit à douze jours après l'opération. Les anses intestinales font irruption sous le pansement. L'infirmière glissera, à bout de pinces stériles, des compresses stériles entre la peau et le paquet intestinal ; couvrira celui-ci de compresses arrosées de sérum chaud et préviendra le chirurgien. Pour éviter cet accident très fâcheux, il est bon de suturer l'aponévrose abdominale avec quatre ou cinq crins solides et perdus (Walther).

ULCUS PEPTIQUES. — Ces ulcus secondaires se font le plus souvent sur la suture gastro-intestinale. Dans ces cas, l'anastomose est mal faite ou la suture a été exécutée au fil de lin ou à la soie et non au catgut chromé ooo.

INFECTIONS BRONCHO-PULMO-NAIRES. — Elles peuvent être dues à l'action irritante de l'éther, mais plus souvent à l'infection par le nez, les dents, la bouche,. à l'insuffisance respiratoire, à la gêne d'expectoration par suite de la douleur abdominale. Cette douleur de la paroi suturée empêche le malade d'expectorer. Il faut désinfecter la bouche avec la liqueur de Labarraque ; détartrer, ioder, brosser, rincer les dents. La bouche sera toujours humectée et rincée. La sécheresse buccale est fréquente, après emploi de la scopolamine ou de l'atropine. Les stupéfiants peuvent être utiles, mais il faut penser à cet inconvénient. Pour que la suture de la paroi abdominale ne soit point douloureuse, le chirurgien fera bien d'injecter un sel de quinine dans les muscles, de l'**urocaïne** à 1/200. Ainsi la paroi sera anesthésiée pendant quatre ou cinq jours de cette façon, le malade peut remuer, contracter son ventre, tousser, cracher, etc.' Examiner le fond de la gorge tous les jours ; s'il y a du muguet, badigeonner au glycéro-alcalin.

PAROTIDITE. — La parotidite, surtout si elle est double, déprime, infecte, intoxique considérablement l'opéré ; elle peut amener la mort. Elle est fréquente si la bouche et la gorge sont sèches. Méfiez-vous des bouches sans salive. Les rinçages fréquents, le nettoyage constant des dents, les gargarismes sont à recommander.

INFECTION DE LA SUTURE INTESTINALE. — Cette infection peut produire une désunion du quatrième au cinquième jour, les hémorragies secondaires, l'ulcus peptique, quelques semaines ou quelques mois après. Le chirurgien réduira les

PTOSE

GASTROPEXIE TERMINÉE

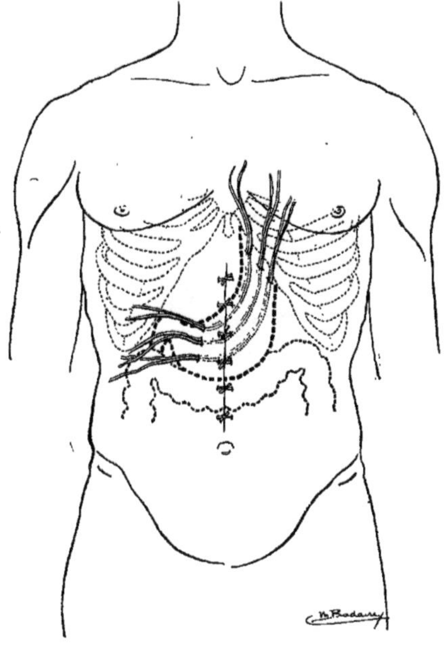

FIG. 89. — **Gastropexie.** — L'abdomen est fermé ; on voit par transparence le colon transverse fixé à la grande courbure de l'estomac. Remarquer que le pylore est libre de toute adhérence ; les fils doivent rester à 2 cm. 1/2 au moins de lui. Le premier fil passe à 1 centimètre environ de la petite courbure Les trois fils vont être noués sur des compresses qui feront partie du pansement et resteront en place.

PTOSE

ANCIENNE GASTROPEXIE

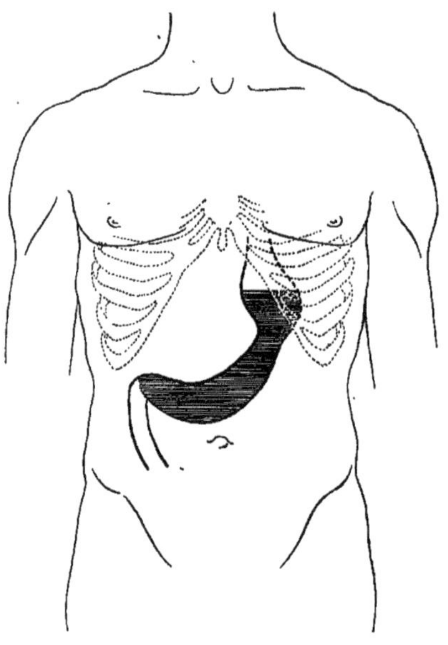

Fig. 90. — **Gastroptose.** — Le même estomac après gastropexie (d'après radioscopie faite par Enriquez à la Pitié).

chances d'infection s'il emploie du catgut au lieu de fil et si au cours de l'opération, il badigeonne à la teinture d'iode la ligne de suture. L'infirmière devra donner les boissons et aliments cuits ou stérilisés dans des plats ou vases très propres.

ACIDOSE. — Parfois, après une opération simple et facile, exécutée avec une technique impeccable, le chirurgien a la triste surprise de perdre son opéré en deux ou trois jours, avec les phénomènes suivants : oligurie, agitation, insomnie, arrêt des gaz, odeur acétonémique de l'haleine, pouls rapide, collapsus. On accuse le shock, l'infection péritonéale, une hémorragie ; en réalité, il s'agit de l'**acidose.** L'examen du sang et des urines le prouve. Rechercher dans les urines l'acide diacétique qui donne une coloration rouge Porto avec le perchlorure de fer. Cette acidose est la conséquence de la dénutrition du sujet, de la souffrance physique et morale, de l'insomnie, de la fatigue, des toxiques médicamenteux et des troubles nutritifs amenés par l'affection du tube digestif

Cette acidose peut être reconnue par l'examen du sang et des urines ; elle peut être neutralisée par l'absorption abondante de liquides alcalins et sucrés.

Ne pas opérer de suite les malades atteints d'acidose, sinon craindre les désastres, même pour des opérations simples et faciles. Il faut toujours y penser.

Imp. Schneider Frès & Mary, Levallois-Paris